인문학으로 본
내 몸을 소통시키는 단추

# 나의 이야기,
# 혈자리 이야기

인문학으로 본
내 몸을 소통시키는 단추

# 나의 이야기,
# 혈자리 이야기

ⓒ 최성진, 2019

초판 2쇄 발행 2019년 9월 10일

| | |
|---|---|
| 지은이 | 최성진 |
| 펴낸이 | 이기봉 |
| 편집 | 좋은땅 편집팀 |
| 펴낸곳 | 도서출판 좋은땅 |
| 주소 | 서울 마포구 성지길 25 보광빌딩 2층 |
| 전화 | 02)374-8616~7 |
| 팩스 | 02)374-8614 |
| 이메일 | gworldbook@naver.com |
| 홈페이지 | www.g-world.co.kr |

ISBN 979-11-5982-887-4 (13510)

- 가격은 뒤표지에 있습니다.
- 이 책은 저작권법에 의하여 보호를 받는 저작물이므로 무단 전재와 복제를 금합니다.
- 파본은 구입하신 서점에서 교환해 드립니다.

이 도서의 국립중앙도서관 출판예정도서목록(CIP)은 서지정보유통지원시스템 홈페이지(http://seoji.nl.go.kr)와 국가자료공동목록시스템(http://www.nl.go.kr/kolisnet)에서 이용하실 수 있습니다. (CIP제어번호 : CIP2017014473)

인문학으로 본
내 몸을 소통시키는 단추

# 나의 이야기,
# 혈자리 이야기

**최성진**

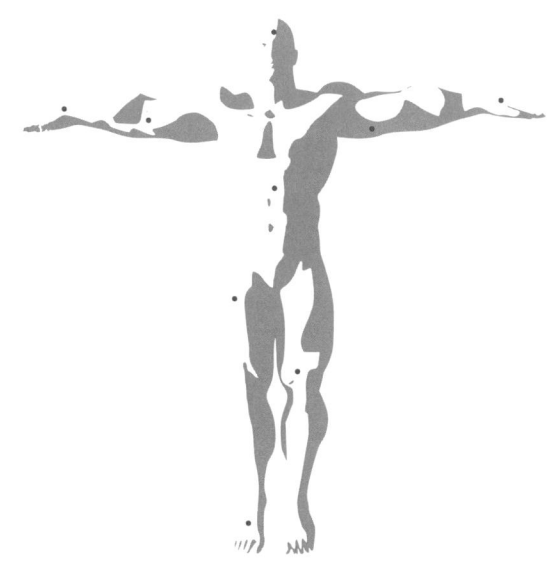

좋은땅

목차

『나의 이야기, 혈자리 이야기』를 출판하며… _08

## 제1장 나의 이야기

1. 침술(鍼術)에 관한 침돌이의 생각 _12

2. 침술(鍼術)과 내 가족 이야기 _16

3. 항암과 소쿠리 뜸 _23

4. 간접뜸과 배꼽 _28

5. 주역(周易)과 나 _31

6. 침술(鍼術)을 배우게 된 계기 _34

7. 암 경험자란? _39

8. 정답(定答)이 있을 수는 있지만, 정답(正答)은 만드는 거다 _43

9. 생각하지도 않았던 약의 부작용 _45

10. 스트레스와 닌텐도 _48

11. 큰 거1, 작은 거1, 정상 변 _50

12. 한여름 폭염 속에도 소쿠리 뜸을 한다 _53

13. 남자 환자의 보호자 _57

14. 수많은 검사와 AFP수치 _60

15. 간암수술과 임맥(任脈) _63

16. 병원 응급실 _69

17. 소쿠리 뜸과 침술 체험기 _73

18. 아버지의 아들인 나와 침돌이 아빠인 나 _76

19. 나는 강호파(江湖派)인가? _79

20. 나는 인플루언서(influencer)인가? _83

21. 친구와 친구 어머니, 나의 제자가 되다 _87

## 제2장 혈자리 이야기

1. 경락(經絡)은 길이다 _92

2. 간이 안 좋으면 태충(太衝)혈(穴)을 쓴다 _98

3. 교통사고 당한 침돌이에게 쓴 양릉천(陽陵泉)혈 _104

4. 목덜미 통증에는 천주(天柱)혈 _109

5. 체했는지 토하고 설사하고 죽겠슈 - 족삼리(足三里)혈 _113

6. 두통의 단골손님 백회(百會穴)혈 _119

7. 목덜미 통증, 거북이목 증후군과 대추(大椎)혈 _124

8. 청소년 척추측만증, 침돌이도 예외는 아니었다 _129

9. 허리 아플 때 쓰는 신유(腎兪)혈 _134

10. 전신(全身)을 다스리는 합곡(合谷)혈 _140

11. 위쪽 손목 통증에 쓰는 태연(太淵)혈 _144

12. 정신없을 때 쓰는 신문(神門)혈 _148

13. 강원도의 태백산(太白山)과 태백(太白)혈 _152

14. 발등이 아플 때 쓰는 해계(解谿)혈 _157

15. 침객(鍼客)이 선객(禪客)을 만나다 _161


## 제3장 침(鍼) 이야기

1. 침(鍼) 연습하기 _166

2. 침은 위험하고 아픈 것일까? _173

3. 혈(穴) 자리에서 조금만 벗어나면 큰일이 날까? _176


『나의 이야기, 혈자리 이야기』 후기 _179

참고문헌 _184

『나의 이야기, 혈자리 이야기』를
출판하며…

누구나 살아오면서 경험했던 자신만의 이야기가 있다.

나만의 점(點)들이다. 그 점(點)들을 모아 선(線)을 만들어 본다. 나는 똑똑하지도 완벽하지도 완전하지도 않은 사람이다. 단점 많고 부족한 사람이다. 그런데 가만히 나를 살펴보니 흔치 않은 나만의 이야기가 있어 글로 써 본다.

인생(人生) 전반전을 마친 지금, 인생 후반전의 휘슬 소리를 기다리며 인생 후반전은 잘 보내고 싶다. 재미있고 뜻깊게 보내고 싶다.

무엇을 하며 재미있고 뜻깊은 인생 후반전을 보낼 것인가?

다행스럽게도 나는 고민할 필요가 없다. 내 인생 오십 전에 힘들게 체득(體得)하고 체험(體驗)했던 혈(穴)자리 이야기들을 타인들과 공유하면 되기 때문이다. 나이 들어감에 모두의 주목을 받는 헬스케어 분야를 젊은 시절 치열하게 공부했던 것이 이렇게 큰 힘이 될 줄은 그때는 몰랐었다.

인생, 똑같은 반복은 없다. 그리고 인생, 공짜 점심도 없다.

인생 전반전에서 얻었던 실패와 난관(難關)속에서 보석을 찾았다. 그것은 경락(經絡)과 혈(穴)자리 이야기다. 나의 아들이 항암을 하면서 경락과 혈자리를 깊게 배웠고, 경락과 혈자리를 세상에 큰소리로 알려주려 침·뜸평생교육원을 만들었다가 삶의 궁핍을 맛보았다.

이제는 알 것 같다.
내가 무엇을 해야 하고, 다른 사람과 관계 맺음을 어떻게 해야 할 것이며, 경락과 혈자리의 문턱을 쉽게 넘을 수 있도록 도와주는 방법을.

내가 살아온 길을 무시하지 않으련다. 내가 걸어온 길을 후회하지 않으련다.
나의 지난날을 사랑하지 않으면서 어찌 내 살아갈 날을 사랑할 수 있겠는가?

젊다는 것은 좋은 것이다. 다시 일어설 수 있는 시간의 기회가 있기 때문이다.
나는 아직 젊은 50대다. 내 옆에 있는 대학생보다는 나이 듦이 보이지만, 70, 80대의 눈에는 아직까진 부러움의 대상이다.

수학에 있어 수학정석(數學定石)은 있을지 몰라도 인생에 있어 인생정석(人生定石)은 없다. 인생 전반전에서 만족스럽지 못했더라도 아쉬워하지 말아야 한다.

나는 내 인생의 전반전에서 만든 나만의 점(點)을 찾았다. 점(點)들을 이어가면 선(線)이 된다. 그 선(線)으로 도형(圖形)을 만들려 한다.

아직 밟지 않은 전인미답(前人未踏)의 인생 후반전 아니던가? 누군가는 부러워할 시간 아니겠는가?

『나의 이야기, 혈자리 이야기』를 쓰게 된 동기는 내 인생 후반전을 내게 알리기 위해서다. 이 책은 나의 인생 후반전을 알리는 신호탄이다.

30대 후반에 접했던 동양철학과 전통의술, 10여 년의 시간 동안 그림자 속에 살았던 나, 앞선 분들의 희생이 없었더라면 여기까지 올 수 없었을 것이다.

나는 스승 복이 엄청난 것 같다.
동양 철학인 주역(周易)을 가르쳐주신 한국홍역문화원의 이전(利田) 선생님, 침술과 뜸을 일러주신 고려침·뜸연구소의 이(李) 선생님, 한문의 걸음마를 손잡고 이끌어주신 병주(屛洲) 선생님, 법화경을 강독해주시는 법광(法迋) 스님께 감사한 마음을 전한다.

그리고 이 책이 나올 수 있도록 모든 경제적 지원을 해준 (주)젠바디의 정점규 대표께도 고마움을 전하며, 모든 것을 말없이 지켜봐 주신 나의 부모님과 나의 동생 가족, 그리고 영원한 나의 파트너인 내 아들 침돌이에게 사랑한다는 말을 가슴으로 전한다.

2017년 5월 어느 날
고려대 세종캠퍼스 학술정보원에서
돈산(敦山) 최성진

제1장

# 나의 이야기

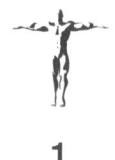

# 1
### 침술(鍼術)에 관한 침돌이의 생각

나는 침돌이라는 별명을 가지고 있다.
아빠랑 둘이 있을 때는 상관없는데, 친구들과 있을 때는 놀리기 때문에 내 이름을 불렀으면 좋겠다. 아빠는 그러겠다고 하신다. 그러나 고쳐지진 않을 것 같다.

나는 7살 때 간암에 걸렸었다.
처음에는 지방 중소병원에 갔지만, 너무 큰 병이라 서울대병원에 가야 했다.

앰뷸런스를 타고 약 1시간 30분이 지나 서울대병원에 도착했다. 서울대병원에 도착했을 때 의사 선생님은 바로 입원하라고 하셨다. 그때부터 가족들은 집에서 짐을 싸가지고 오피스텔을 하나 얻어 지냈다.

집에는 할아버지가 홀로 남아 계셨다.
종종 작은 어머니가 반찬을 할아버지에게 가져다 드렸고, 서울에선 나와 아빠, 할머니가 생활했다.

병원에서 항암 부작용을 막기 위한 약을 가루로 빻아줘도 토하고 시럽으로 해줘도 안 먹어서 아빠가 나에게 화를 크게 내셨다.

아빠가 침과 뜸을 배우고 있었던지라 항암링거를 맞아가며 침·뜸도 함께했다. 날마다 오피스텔에서 뜸을 뜨고 침을 맞았다.

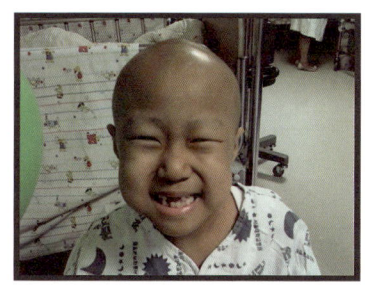

**항암하는 침돌이**

뜸을 처음 뜰 때는 그냥 뜨겁기만 하고 냄새가 났다.
하지만 침은 여러 가지 생각이 많았다.

처음 맞을 땐 되게 무서울 것 같아 겁을 잔뜩 먹었다. 그러나 아무것도 아니었다. 맞아보니 어느 때는 따갑고 어느 때는 뻐근했다.

아빠는 뻐근한 건 몸이 좋아지려는 것인데 따가운 건 왜 그런지 잘 모르겠다고 하셨다.
하지만 천천히 알아가 보니 따가운 것은 몸이 긴장을 했을 때 그런 경우가 있는 것 같다고 아빠는 말씀하신다. 따가울 땐 침을 빼고 나서 바로 옆에 놓으면 신기하게도 따가운 것은 없어졌다.

서울대병원에서 암을 완치한 후 매년 한 번씩 들리라고 의사 선생님이 말씀하셨다. 아빠는 암이 재발되지 않게 매일 뜸을 떠 주셨고 일주일 마다 침을 놓았다.
이렇게 지내온 것이 몇 년이 지났는지 모르겠다.

어렸을 땐 축구선수가 꿈이었는데 요즘은 축구를 하지 않아 아직까진 꿈이 없다.

아빠는 내게 한의사를 하라고 하신다. 아직은 한의사를 하고 싶은 마음은 없다.

하지만 침의 효과를 알기에 천천히 알아가는 중이다.
침을 맞고 뺄 때 어떨 때는 피가 나기도 하는데 왜 피가 나는지 궁금하기도 하다. 침에 대해 궁금한 것이 많다.

침을 놓으려면 혈자리를 알아야 되는데 혈자리는 약 360개이다. 다 한문으로 되어 있기 때문에 한문도 알아야 한다.

그래서 지금 천자문부터 기본적으로 쓰고 있다.
한의사는 공부를 되게 잘해야 한다.
한의대를 들어가서 자격증을 따야 한의사가 될 수 있는 자격이 생긴다.
공부를 엄청 열심히 한다 해도 한의대를 들어갈까 말까이다.

지금 나는 공부보다 노는 것을 많이 해서 성적이 떨어졌다.
2학기부터는 조금 더 노력해서 메모하고 정리를 할 것이다.

이렇게 해서는 한의대에 들어가기가 힘들다.

아빠는 세 분의 선생님이 계신다.
주역을 가르쳐주신 이전 선생님, 침을 가르쳐주신 침 선생님, 한문을 가르쳐주신 병주 선생님이다.
이전 선생님과 침 선생님께선 아들이 있다.
이전 선생님 아들은 나보다 형이고, 침 선생님 아들은 나랑 동갑이다.
만나면 항상 재밌게 놀았는데 요즘은 만나지 못한다.

침 선생님과도 친분이 있지만 이전 선생님이랑은 여행을 많이 가서 친분이 더 높은 편이다.
아빠는 세 분의 선생님들을 통해 여기까지 오셨다.

아빠의 지금 바람은 내가 한의대에 들어가는 것을 원하는 것 같다.
아빠의 작은 기대감을 기적으로 만들어주고 싶다.
내가 학원을 끊은 뒤로 노는 것을 좋아하고 성적이 떨어진 것 같다.

하지만 나는 학원에 다닐 생각은 없다.
내가 스스로 하는 것이 최고인 것 같다.
지금의 나는 공부가 조금 모자라다.
뭐든지 하나하나 천천히 하면 된다.

하나하나 천천히 하면 될 수 있다는 마음가짐을 가지고 침술(鍼術)을 배우고 있다.

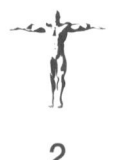

# 2
## 침술(鍼術)과
## 내 가족 이야기

**내 아들**

중학교에 다니는 아들이 있다. 별명이 침돌이다. 아들이 초등학교 입학 전에 간암 진단을 받아 하늘이 무너지는 듯한 경험을 했던 적이 있다. 대학병원에서 12번의 항암치료를 했다.

항암을 하면 애나 어른이나 똑같이 겪는 고통이 있다. 구토와 체력저하다.

독성에 있어 둘째가라면 서러워할 만한 것이 항암제 아니던가? 6번도 아닌 12번을 3주 간격의 정해진 사이클에 의해 항암을 행하는 환자에게는 보통 힘든 일이 아니다.

모두가 주렁주렁 검은 봉지에 쌓인 항암제를 맞다 보면 어김없이 찾아오는 것이 식사시간이다. 체력이 있어야 독한 항암제를 이겨낼 수 있기에 억지로 밥을 먹여 보았지만, 여기저기서 터져 나오는 소리와 함께 보호자인 내가 할 수 있는 것은 단지 작은 세숫대야를 받쳐주는 것이었다.

처음 시작한 항암을 통해서 나는 선택을 해야 했다. 내가 알고 있는 우리네 조상님들이 행했던 전통의술인 침술(鍼術)과 상처가 없는 간접 뜸인 소쿠리 뜸을 서양의술과 병행할 것인가에 대한 선택이었다.

용기가 필요했다. 항암의 부작용처럼 침술과 소쿠리 뜸도 부작용이 있을까에 대한 고민이었다.

전통의술을 가르쳐주신 나의 선생님은 단언(斷言)하였다. 침과 간접 뜸인 소쿠리 뜸은 다른 것에 의타(依他)하는 약과 달리 내 몸 안에 있는 에너지인 기(氣)의 소통을 도와주며 면역력을 높여주는 것이기에 부작용에 대한 걱정은 기우(杞憂)라 하였다.

생활통증이 있을 때마다 자가 침술을 통해 얻었던 침술과 소쿠리 뜸에 대한 내 경험에 비춰보더라도 해(害)는 없었다.

첫 번째 항암 후 숙소에서 아이에게 기본 혈 몇 개의 자극과 함께 소쿠리 뜸을 매일 해주었다.

3주 후 두 번째 항암을 시작했다. 이상한 일이 벌어졌다. 검은 봉지를 매달고서 밥을 잘 먹는 것이다. 12번의 항암을 견디어내는 동안 체력저하와 함께 머리털과 눈썹이 빠지는 항암의 부작용은 피해 갈 순 없었지만, 식사시간마다 구토는 하지 않았다. 병원에서 침돌이는 토하지 않는 아이라고 불렸다.

그런데 항암의 부작용을 막기 위해 주말에 먹어야 하는 약을 침돌이는 무조건 먹기 싫어해 여간 애먹인 것이 아니었다. 알약으로 주어도, 빻아 가루로 만들어줘도, 하다못해 시럽으로 주어도 침돌이는 약을 싫어했다. 퇴원 후 한동안 침돌이는 약이라면 무조건 먹지 않았다.

침돌이는 몸이 아프면 전통의술인 침술과 소쿠리 뜸을 먼저 찾는다. 약보다 전통의술을 더 좋아한다. 그렇다고 병원에 가지 않는 것은 아니다. 다만 우선순위가 바뀌었을 뿐이다. 전통의술을 한다고 해서 서양의술을 등한시하면 안 된다.
분명 전통의술은 전통의술 나름의 장점이 있고 서양의술은 서양의술 나름의 장점이 있다. 차이(差異)가 있을 뿐이다. 병행하는 것도 하나의 방법이라는 말을 하고 싶다. 병행의 선택은 개개인의 몫이다.

**침돌이 아빠인 나**

병신(病身)은 예나 지금이나 '욕'으로 남녀노소 불문하고 화가 났을 때 찰지게 쓰는 용어다.

십오 년 전에 침돌이 아빠는 병신(病身)이었다. 마음에 병이 든 몸을 가지고 살아가는 힘든 시절이었다. 그런 몸을 가지고 살아가는 것이 곤욕

스러웠지만, 혼자서 풀어가며 그럭저럭 살아내고 있었다.

간혹 너무 힘들었기에 내 팔자가 왜 그런가에 대한 물음의 답으로 팔자를 논하는 명리학에서 해답을 구하고도 싶었지만, 내게는 만족스러운 답을 구하는 방법이 아니라는 생각이 들었다.

우연히 지나다 홍보물 하나를 보았다.
'주역(周易) 강좌', 팔자(八字)에 대한 내 스스로의 물음과 해답, 그리고 어떻게 살아가야 하는가에 대답을 알고 싶어 찾아갔다. 그때 뵈었던 선생님이 한국 홍역 문화원의 이전 이응국 선생이다.

헌데 팔자(八字)를 논하는 점(占)책으로 주역(周易)을 기대했던 내게 선생님은 철학적인 말씀만 하셨다. 알고 싶었던 점책으로서의 주역이 아닌 고해의 바다인 인생을 살아가면서 겪게 될 상황에 대한 대처 방법으로서 어찌 보면 처세에 관한 혹은 우주자연의 이치를 말씀하셨다.

'사람은 몸만 병이 드는 것이 아니다. 마음에 깊은 상처를 가지고 있는 사람도 병신(病身)이다. 어찌 다리 저는 사람만 병신(病身)이라 할 수 있겠는가?'

이렇게 동양학의 진수인 주역(周易) 입문에서 시작된 관심이 전통의술의 재야 고수이신 또 다른 선생님과 시절인연의 끈 맺음을 통해 황제내경과 난경, 도덕경, 경락과 혈자리를 논하는 침술과 소쿠리 뜸까지 이어지게 되었다. 그 와중에 아들이 간암에 노출되어 서양 의술과 동양 의술인 침술과 소쿠리 뜸을 병행하면서 소용돌이치는 큰 강을 건너게 된 것이다.

주역과 전통의술인 침과 소쿠리 뜸의 만남은 내게 있어 힘든 시절을 극복할 수 있게 만든 든든한 길잡이였다.

**내 어머니**

일생을 시골에서 농사를 지으며 어머니는 당신 의사(意思)와 상관없이 손주와 큰 아들과 함께 살게 되었다.

어머니는 농부의 아내로 두 아들의 어미로 힘들게 사십여 년의 삶을 살았다. 힘든 농사일에서 벗어났지만 손주가 큰 질병의 강을 건널 때 당신도 그 시간을 함께하셨다. 대학 병원에 입원하기 위해 앰뷸런스를 타고 가던 당신의 큰 눈에서는 눈물을 흘리셨다. 나도 울었다. 내 울음은 그 날 이후로 더 이상 울지 않으리라는 다짐으로 바뀌었다. 누구나 그렇듯이 어머니는 내게 있어 정신적 지주이신 분이다.

오랫동안 힘든 농사일을 하신 어머니의 허리는 휘어 있었다. 병원 앞 숙소 생활을 어머니는 아들과 함께 9개월 동안 했다. 어머니는 그곳에서 전통의술인 침과 소쿠리 뜸을 경험하셨다.

어느 날 말씀하신다. 그동안 열 손가락을 쥐면 잘 펴지지 않던 것이 지금은 잘 펴지신다고. 허리는 일을 하지 않은 것도 이유겠지만 지금은 많이 펴지셨고 친구 분들과 달리 어머니는 병원을 거의 다니시지 않는다. 나는 매일 어머니께 뜸을 떠 드리면서 주기적인 침술로 어머니의 건강을 챙긴다. 내게 있어 그것은 효도가 아닌 당연한 일과 중 하나일 뿐이다.

지금은 당신이 무릎이 아프시면 자가 침술을 하신다. 어머니에게 무릎 통증은 생활 통증이기에 가르쳐드렸더니 스스로 잘하신다. 별것도 아니라면서.

## 내 아우

남동생이 있다. 그는 엔지니어다. 우리 형제는 그다지 통화를 하거나 속 이야기를 꺼내는 사이가 아니다. 하지만 지금은 서로간의 속 이야기를 다 트고 지낸다.

2년 전에 동생은 신기술을 이용한 의욕적인 사업을 시작했다. 하지만 사업은 반년 만에 망했다. 그래서 집까지 날렸다. 경제적으로 도와줄 수 없는 상황이었기에 나는 속이 많이 상했다.

아우는 많이 힘들어 했다. 나는 이렇게 말했다.
'너의 아이템은 너무 앞선 기술이기 때문에 시장과의 시절인연이 맞지 않은 것이다. 망한 사업은 다시 일어날 수 있지만, 건강이 무너지면 무너진 건강은 다시 일으켜 세울 수 없다. 지금부터 조카에게 전통의술인 침술을 가르쳐줄 테니 몸을 챙기면서 다시 일어날 수 있는 기회를 만들어 보아라.'

침돌이와 같은 나이인 조카는 그 후 매일 같이 동생의 몸을 다스렸다. 다행히 동생은 어려운 과정을 잘 극복하여 망하면서 얻었던 경험을 바탕으로 망한 사업을 재정비해서 다시 비상(飛上)하고 있다. 망한 경험을 통해서 많은 것을 얻었다 한다.

지금은 서로의 사업에 대해 조언해주는 형제이자 서로를 아껴주는 말로만 형제가 아닌 진짜 형제가 되었다.

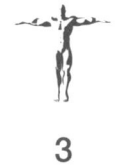

# 3
## 항암과
## 소쿠리 뜸

08년 12월 말이다.
내 아들이 간모세포종양, 즉 간암 진단을 받았다.

그 당시에 나는 동양학의 근본이라 하는 주역(周易)과 동양의술인 침·뜸을 배우고 있었다. 아들의 현실을 받아들이고 싶지는 않았지만 받아들여야만 했다.

주역(周易)에서는 현실을 받아들이면서, 현실에서 변화의 수(數)를 찾으라 했다. 현실 수용(受容) 후 변화(變化)하라는 거다.

아이가 아픈 것도 내 팔자이자 운명이라면, 내가 주역과 침술을 배우고 있는 것도 내 운명이라 생각했다. 그리고 감사의 마음을 가졌다.

항암에 있어 가장 힘들고 어려운 것은 많이 있지만, 그중 대표적인 것이 구토와 체력저하다. 애나 어른이나 예외는 없다.

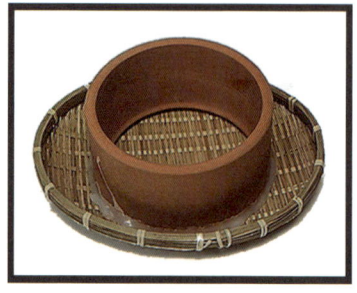
소쿠리 뜸

항암을 하며 체력저하를 회복할 수 있는 가장 좋은 방법으로 소쿠리 뜸을 선택했다. 절실했던 나로서는 소쿠리 뜸의 불편함을 최소화 하는 데에 온 신경을 쓸 수밖에 없었다. 그것은 바로 연기와 냄새를 없애는 거다.

다행히 아이는 항암을 하는 동안 소쿠리 뜸을 함께 병행하여 머리와 눈썹 빠지는 것을 피할 순 없었지만, 구토를 하지는 않았다. 효과는 기대 이상이었다.

침술과 소쿠리 뜸을 체험하면서 나는 전통의술 공부에 내 인생을 걸게 되었다. 내가 침술을 알아야 지속적으로 침돌이 몸을 돌볼 수 있기 때문이었다.

그 당시 나의 바람은 오직 하나, 나보다 아들이 더 오래 살기를 바라는 것이었다.

뒤돌아보면 항암 후 지나온 10여 년의 시간이 쉽지만은 않았다. 잘 버텨 준 내 스스로가 대견스럽다. 어느새 침술과 소쿠리 뜸은 내 운명을 바꾸어놓은 나의 가장 좋은 친구가 되어 있었다.

또한 병원에서 힘든 항암을 잘 버텨준 침돌이 또한 장하다.

다시 돌아가고 싶지 않은 시간이지만, 내 인생에 있어서 그 시간들도 내 삶의 한 부분이다. 가슴에 묻고 사는 추억이다.

뜸하면 떠오르는 단어가 화상과 냄새와 연기다. 뜸이 좋다는 것은 많은 사람들의 회자를 통해 알고는 있지만, 정작 내가 하려 하면 머뭇거린다.

뜸의 종류는 크게 두 종류로 나뉜다. 직접 뜸과 간접 뜸이다. 경락의 혈자리에 뜸을 가지고 작은 화상을 통해서 자극을 주는 방법이 직접 뜸이다. 나도 처음 직접 뜸을 뜰 때 엄청 긴장하고 몸을 움츠렸던 기억이 있다. 하물며 뜸을 처음 접하는 사람은 어떻겠는가?

그리고 뜸의 상처는 오래가기 때문에 미용을 중시하는 현대인에게는 어느 정도의 용기가 없으면 쉽게 하지 못한다. 몸이 아픈 절실함의 척도에 따라 하고 안 하고가 결정된다.

나와 침돌이, 침돌이 할머니, 침돌이 할아버지는 매일 직접 뜸을 뜬다. 직접 뜸의 효과는 기대 이상으로 크다. 경험을 했기에 자신 있게 말할 수 있다.

그러나 아무리 효과가 좋다 하더라도 실생활에서 사용하기 불편하면 무용지물이다. 일반인에게는 직접 뜸을 권하지 않는다.

화상을 피하면서 대신 할 수 있는 것이 간접 뜸이다. 나에게 간접 뜸은 소쿠리 뜸이다. 효과가 엄청 좋다.

허나 문제는 냄새와 연기다. 냄새와 연기를 없앨 수만 있다면, 소쿠리 뜸으로 건강을 챙길 수도 있지 않겠는가.

소쿠리가 무엇인가. 조상들이 물건을 담을 때 사용했던 대나무로 만든 도구다. 그 소쿠리에다 황토로 만든 토기를 붙인 것이 소쿠리 뜸기다. 인터넷에서 쉽게 구입할 수 있다.

현재 시중에는 다양한 방법의 간접 뜸기구들이 있다. 나는 소쿠리 뜸기를 이용한 뜸 뜨는 방법에 대해서 말을 하는 거다. 다른 방법으로 뜸 뜨는 것에 대해 호불호(好不好)를 이야기하려는 것은 아니다.

아무튼 문제는 연기와 냄새를 없애는 것인데, 그 부분을 어떻게 해결할 수 있을까? 또 '소쿠리에다 약쑥만 넣고 태운다면 소쿠리 밑바닥은 대나무라서 금세 타버리고 위험할 텐데'라는 난제들을 풀어야 했다.

소쿠리 뜸 뜨는 방법은 순서가 있다. 이 순서에 따라 소쿠리 뜸을 뜬다 해도 완전히 냄새를 잡을 수는 없지만 아파트에서 소쿠리 뜸을 뜰 수 있을 정도로 냄새와 연기는 잡을 수 있다. 나는 지금도 몸이 불편하면 소쿠리 뜸을 뜬다. 내가 사는 곳은 아파트다.

요즘은 온열 암치료가 수술, 항암, 방사선 치료에 이어 네 번째 암 치료법이라고 한다. 소쿠리 뜸도 온열암치료가 아닐까 싶다.

몸이 허하면 아랫배를 따뜻하게 해주면 살맛난다. 항암을 하면 건강한 사람도 허한 사람이 된다. 기운이 없게 된다. 소쿠리 뜸은 몸이 허하거나 기운이 없을 때 누구나 쉽게 쓸 수 있는 유용한 도구이다.

소쿠리 뜸은 침돌이의 기운을 회복시켜준 고마운 친구다.

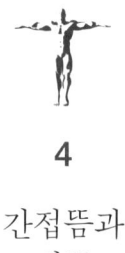

# 4
## 간접뜸과 배꼽

경혈학 총서에 나오는 간접 뜸 뜨는 방법을 이야기하려 한다. 크게 세 가지다.

격산구(隔蒜灸)는 '사이뜰 격(隔)', '마늘 산(蒜)', '뜸 구(灸)'로 배꼽 위에 마늘을 얇게 썰어 쑥을 올린 후 뜸을 뜨는 방법이다.

격강구(隔薑灸)와 격염구(隔鹽灸)도 있다. 격강구(隔薑灸)의 강(薑)은 '생강 강'으로 생강을 얇게 썰어 배꼽 위에 올린 후 뜸을 뜨는 방법이다. 격염구(隔鹽灸)의 염(鹽)은 '소금 염'으로 배꼽 속에다 소금을 넣고 뜸을 뜨는 방법이다.

동양의술에서 배꼽은 매우 중요하다.
혈명(穴名)은 신궐(神闕)이다. 정신(精神)이 들락날락하는 대궐이라는 뜻이다.

별명도 있다. 명대(命帶)다. 명대가 무엇인가. 명줄 아니던가. 복중에서 엄마와 아이를 잇게 하는 생명줄이라는 거다. 서양의학에서 배꼽은 출산과 함께 기능을 상실한 것으로 본다. 하는 일이 없다는 거다.

허나 동양의학은 다르다. 세상 살며 이런저런 속상하는 일을 겪게 되면 뱃속이 딱딱하게 굳는 경우가 많다. 이럴 때 배꼽 가운데에 뜸을 떠 주면 굳었던 뱃속이 풀어진다. 소쿠리 뜸을 배꼽 주위에 올려놓고 뜨면 배꼽은 어른에게도 생명줄이 되는 거다. 명줄이 되는 거다.

나는 소쿠리 뜸을 뜰 때 소쿠리에다 소금을 넣는다. 소금을 너무 얇게 깔면 화상을 입을 수도 있기에 조심해야 한다.

소쿠리 뜸에도 사연이 있다. 내게 침·뜸을 가르쳐주셨던 선생님께서 아이가 간암 진단을 받은 후 숙소를 찾아주셨다.

뜸을 가르쳐주었는데 종이컵에다 구멍을 낸 후, 소금을 넣고 쑥을 태운 다음 배꼽 위에다 올려놓으라 했다. 너무 불편했다. 사용할 수가 없을 정도였다.

병원에 있는 동안 틈틈이 종로 5가에 있는 행림서원을 자주 찾았다. 아이에게 곧바로 침을 쓸 수가 없기에 침을 대용할 압봉(壓棒)도 사고 의서(醫書)도 구경하기 위해서다.

그러던 어느 날 소쿠리 뜸기가 내 눈에 들어왔다. 그 뜸기를 사 가지고

와 어떻게 하면 냄새와 연기를 줄이면서 방안에서 사용할 수 있을까를 궁리했다. 이런저런 시도를 해본 결과 소금을 깔고 쑥을 넣으면서 숙소에서 소쿠리 뜸을 뜨게 된 것이었다.

문제는 소쿠리 뜸기에다 소금을 얼마만큼 넣느냐가 관건이었다.
소금을 얇게 깔면 너무 뜨거워 소쿠리 밑이 검게 그을릴 정도로 뜨거웠고, 너무 두껍게 깔면 열전도율이 떨어져 무엇인가 아쉬움이 남았다.

경험을 통해 얻은 결과는 두 번째 손가락의 첫마디 정도가 알맞다는 것을 알게 되었고, 누가 물어보면 약 2.5cm 정도가 좋다고 말해준다. 개인마다 차이가 있겠지만, 최소 이 정도는 유지 하는 것이 바람직하다고 생각하기 때문이다.

궁즉통(窮則通) 즉 궁하면 통한다는 주역의 글귀가 맞다는 것을 새삼 확인해본다.

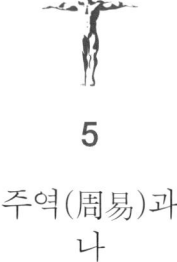

# 5
## 주역(周易)과 나

사람은 삶의 여정에 있어 반드시 굴곡(屈曲)이 있게 마련이다. 다만 굴곡의 차이가 서로 다르기 때문에 누가 더 힘들게 살아 왔는가를 논하는 것은 말이 되지 않는다. 허나 분명한 것은 당사자에게는 그 난관의 시간들은 매우 힘든 어둠의 시간이었고 고통의 시간이었다는 것이다.

우연히 길을 가다 주역(周易)강좌 홍보하는 현수막을 보고 주역을 배워 보고자 하는 마음이 일었다.

주역 책의 존재는 이미 알고 있었다. 어렵고 힘들 것 같다는 막연한 생각만 있었다. 현수막을 보자마자 배우고 싶은 생각이 강하게 일어났다. 이런 것을 보고 시절인연(時節因緣)이라 하는가 보다.

주역은 점서(占書)다. 점책이다. 그러나 나는 내 미래가 어떻게 펼쳐질지에 대한 궁금함 때문에 주역을 접할 생각은 추호도 없었다.

주역 속에는 철학 이치가 있다는 것을 알고 있었기에, 그 당시 내가 가지고 있던 어려움과 암흑 같은 어둠을 헤쳐 나갈 수 있는 길을 배우고 싶었다.

어둠은 새벽녘의 어둠과 저녁의 어둠이 있다. 같은 어둠이나 뜻이 다른 어둠이다.
새벽어둠은 사람에게 밖으로 나가라는 어둠이다. 저녁 어둠은 사람에게 집으로 돌아갈 때라는 것을 알려주는 어둠이다.

나는 내 어려움을 타인에게 이야기하지 않는다. 너무 많이 이야기하는 것도 문제지만, 너무 하지 않는 것도 문제는 문제인 것 같다.

사실 내 어려운 이야기를 타인에게 함으로써 가슴은 시원해질 수는 있겠지만, 돌아오는 건 명쾌한 해결책보다는 뭔가 아쉬운 여운이 더 많이 남기 때문에 나는 잘 하지 않는다.
대신 글을 통해 고민을 풀려 한다. 이런 성격 때문에 주역을 배워보겠다는 생각을 했는지도 모른다.

처음에는 주역이 어려웠다. 지금도 물론 어렵다. 그러나 그 당시 주역에 대한 내 마음가짐은 내가 이해할 수 있는 만큼만 이해하고 나의 가슴 답답함을 풀어주는 청량제 역할로서 주역을 공부해보자라는 생각이 강했다. 즉 아는 만큼만 듣고 모르는 것은 나중에 또 들으면 된다는 생각이었다. 그러니 주역 배우는 시간이 그리 지루하지는 않았다. 재미있었다. 주역을 가르치는 이전(利田)선생님은 말씀하셨다. 주역을 배우러 오는 사람 중에 자기일이 잘 되고 있는 사람은 절대 배우러 오지 않는다. 자기 일이 힘들고 고치기 힘든 마음의 병이 있는 사람들만이 주역을 배우러 온다는 선생님 말씀이 내 가슴 속에 살포시 와 닿았다.

'모르면 넘기고 아는 것만 듣자'라는 생각으로 몇 독(讀)을 해보는 과정에서 세상사는 굴곡이 있는 것이 당연한 거라는 것을 알게 됐다. 또한 굴곡진 삶의 시간을 풀 수 있는 것도 '나'라는 것을 알게 되었다. 그것은 수신(修身)이었다.

어찌하다 보니 주역과 시절 인연이 맺어진 지 어느덧 10년의 시간이 흘러가 버렸다. 그간 주역사무실도 3번 이사 했고, 간판도 바꿔 달았다. 대전동방문화진흥회에서 한국홍역문화원으로 바뀌었다. 역(易)의 이치를 널리 알리는 것을 이전(利田)선생님은 숙원사업으로 하고 계신다.

아직도 나는 어둠의 시간을 보내고 있다. 허나 10년 전 밤으로 들어가는 어둠은 아닌 것 같고, 이제는 밖으로 나갈 수 있는 새벽의 어둠인 것은 확실하다. 그리고 주위에서 나를 도와주는 분들도 생기고 있다.

이전(利田)선생님은 내 가는 길이 평탄한 노정이 아니라는 것을 알고 계셨으리라. 허나 늘 응원해주신다.

나는 오늘도 주역의 가르침인 겸(謙)자를 가슴에 새기며 시중(時中)을 기다리고 있다. 겸(謙)자는 내 가슴에 각인된 한 글자이다.

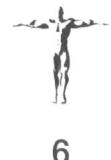

## 6
### 침술(鍼術)을 배우게 된 계기

침 맞는 것을 엄청 무서워했다.
주사, 침 등과 같은 쇠붙이가 자기 몸에 들어오는 것을 좋아 할 사람이 얼마나 있겠는가?

지금 내 왼쪽 뺨에는 가는 침이 꽂혀있다.
며칠 전 사랑니를 빼 찌릿찌릿한 느낌이 왼쪽 뺨에 남아 하관(下關)혈(穴)에 침을 맞고 있는 중이다.

그런데 어떤 연유로 침을 무서워하던 내가 침술을 배웠을까?

침 선생님이 침술을 배우게 된 계기는 본인 질병을 동, 서양 의술로도 못 고치다가 의외로 침술로 고치게 되면서 침을 배우게 됐다고 말했다.

재야에서 침술을 배우려는 사람들은 이 두 가지 패턴에서 벗어나지 않는다고 했다. 가족 중 누군가가 굉장히 아픈 경우나 본인 몸이 아픈 경우를 제외하고는 침을 배우려는 사람이 없다는 것이다.

나는 전자에 속한다. 나는 내 가족이 병원에서의 긴 투병 생활을 하는 도중 내가 할 수 있는 것이 아무것도 없다는 것에 깊은 자괴감에 빠졌던 적이 있었다. 매일 기도만 하는 내가 너무 싫었다.

현대의술의 장점과 위대성을 인정한다. 서양의술의 가장 큰 특징은 눈으로 보이는 것, 데이터에 의한 수치화된 것에 따라 병을 치료하는 것이다. 과학화된 근거 중심의 의술이다.

눈에 보이는 것만 믿고 눈에 보이지 않는 기(氣)를 논하는 침술은 믿지 않는다. 현대의술은 과학화된 서양의술이다.
그러나 현대의술이 전부라고는 생각하지 않고 있고, 모든 병을 다 고칠 수 있다고 믿지도 않는다.

침술도 마찬가지다. 침술도 모든 병을 다스릴 수 있다고 생각하지는 않지만, 침술의 효과는 믿고 있다. 침돌이의 간암이 발병이 되기 전에 내 가족을 대학병원에서 몇 개월 동안 입원과 치료하는 과정에서 나는 현대의술의 이면(裏面)을 보게 되었다.

그 때 결심했다. 내 가족 중 누군가가 다시 아프게 되면 매일 기도만 하는 내가 아닌 내 스스로 가족의 몸을 현대의술과 더불어 다스리는 사람이 되겠다고.

가족 중 누군가가 아프거나 내가 아프면 눈만 멀뚱멀뚱 뜬 봉사가 되긴 정말 싫다는 생각을 항상 가지고 있던 차에 친구가 침을 들고 자기 몸에 놓고 있는 것을 보게 되었다.

친구에게 물었더니 본인이 지금 배우고 있다고 했다.

나이를 먹어 한의대에 갈 수도 없지만(솔직히 실력도 없음) 의학(醫學)보다는 의술(醫術)에 대한 생각은 늘 하고 있었다.

친구에게 나도 배울 수 있게 해달라고 부탁했다.

역학(易學)을 듣던 내게 의술(醫術)의 용어는 그리 어려운 것이 아니었다. 음양론의 시각으로 듣다보니 용어들이 그리 낯설지 않았던 것이다. 셀프 자침으로 가는 침을 자주 맞게 되니 침과도 친해지게 되었다.

나는 침의 종류를 단순하게 굵은 침과 가는 침으로 구분한다.
굵은 침은 아프기 때문에 나는 가는 침만을 쓴다.

생각해보자. 몸이 아픈 것도 힘이 드는데, 맞을 때마다 아프면 누가 침과 친해지겠는가. 침 맞을 때의 통증은 침과 친해지지 못하게 하는 장애물이라 생각하기에 나는 가는 침을 선호한다.

효과는? 개인적 사견으로는 오십보백보인 것 같다.

요즈음은 금속가공기술의 발달로 아프지 않은 가는 침이 엄청 많다. 침돌이가 선호하는 침은 0.18mm × 40mm 혹은 0.20mm × 40mm 침이다. 머리카락처럼 가는 침이기에 호침(毫鍼)이라 부른다.

사실 침은 주사 맞는 것보다 아프지 않다. 주삿바늘은 약물이 주입되어야 하기 때문에 어느 정도의 두께가 있어야 한다. 침은 구멍이 없다.
다만 침을 맞을 때는 침이 몸에 들어온다고 생각을 하니, 몸이 긴장해서 번쩍 놀라는 것이지 한번 가는 침을 경험해보면 별거 아니라는 것을 알게 된다. 나이 어린 침돌이도 아프지 않다고 하지 않았던가. 가는 침은 절대 아프지 않다.

내가 걸어온 삶의 여정을 뒤돌아보면, 침돌이의 암(癌)보호자가 된 후 심적(心的)으로는 많이 힘들었지만, 침술적(鍼術的) 입장에서는 엄청난 경험과 공부를 했던 것 같다.

침돌이가 아팠기 때문에 침술과 소쿠리 뜸을 깊게 파고들어 갈 수밖에 없었다. 세상은 알 수 없는 일의 연속이라지만, 아들은 병원에서 항암 투병하고, 아비는 아이를 고치기 위해 침술을 공부하는 이런 아이러니한 일도 없는 것 같다.

침돌이의 항암 투병과정이 침술을 깊게 배우게 되는 전화위복(轉禍爲福)이 되었다.

세상살이 참 재미있는 것 같다. 누가 힘들다고 얘기하면, 주저하지 말고 한번 버텨보는 데까지 버텨보라고 말한다.

버티다 보면 기회가 온다. 그때가 언제인지는 모르겠으나 반드시 기회는 온다. 다만 그때까지 자신을 돌아보며 입조심하고, 눈 조심하고, 귀 조심하면서 기다려야 한다는 것을 알아야 한다.

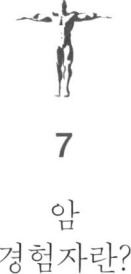

# 7
## 암 경험자란?

암(癌) 경험자란 직접 암 진단을 받았던 환자, 환자 가족, 친구, 돌봄 제공자라고 삼성병원에서 근무하는 의사 선생님이 정의(定義)를 내렸다. 그래서 나와 침돌이는 암(癌)경험자다.

일반적인 질병(疾病)은 어느 면에서는 환자인 당사자와 질병, 단지 그 둘만의 관계로 생각할 수 있다. 그러나 암(癌)과 같은 중병(重病)은 그리 쉽게 단언(斷言)할 수는 없다.

부모가 암에 노출된 경우라면 자식까지도 영향을 받을 것이고, 환우가 남편이라면 한 가정의 문제로 크게 대두될 것이다.

내게는 큰 아픔이 있었다. 내 가족이 질병을 치료하는 과정에서 아들이 임신이 되었다. 항암 후 5년이 되지 않은 시점에서 임신이 되어버렸기에 고민을 많이 했고, 아는 의사 선생님에게 개인적으로 물어보면서 담당주치의 선생님과도 상의를 했다.

그분들의 말씀은 아이 출산과 암 투병과는 관련이 없다는 것이었고, 출산을 하는 쪽으로 방향을 잡았다.
다행히도 아이는 건강하게 태어났고, 사는 맛을 느끼게 해주는 활력소가 되었다.

출산 후 1년이 지난 시점에 질병은 재발되었고, 반년 이상을 병원에서 투병(鬪病)한 후 내 가족과 영원한 이별을 하게 되었다.

이런저런 이유로 내 스스로 암에 대한 간접경험을 하다 보니 암에 대한 생각을 나름 가지게 되었고, 그러던 차에 전통의술인 침술과 뜸을 접했으니 타인과는 접근 방식이 달랐던 것 같았다.

항상 아이에게도 혹시(?)라는 생각을 가지고 살았다.

침술을 배울 때 동양학문인 주역(周易)을 체(體)로 여기고 용(用)으로 침술(鍼術)을 접했다.

아이가 7살이 된 어느 날이었다.
주말에 아이가 좀 열이 난다고 하여 월요일 아침에 병원에 데리고 갔다. 의사 선생님은 아이를 큰 병원으로 데리고 가라 했다. 아이의 병명은 '간모세포종양' 즉 간암(肝癌)이었다.

대학 병원에서는 의사 선생님이 치료플랜을 설명해주었다.
종양의 크기가 약 9.6cm이기 때문에 먼저 화학요법인 항암치료로 종양의 크기를 줄인 후 수술을 하기로 했다. 종양을 수술할 정도의 크기로 괴사시킨 후 다시 항암을 하는 플랜이었다.

달리 내가 얘기할 것도 없었다.
소아병동에 아이를 입원시키고 항암을 하기로 한 날, 생각을 좀 해봤다.

운명(運命)인가보다… 이것이 운명(運命)이라면 지난번처럼 그저 바라보는 사람이 되어야 하는가?

'그건 아니다'라는 생각을 하며 '궁즉변 변즉통 통즉구(窮卽變 變卽通 通卽久)'라는 주역 계사전 말을 떠올렸다.

지금 내 손에는 전통의술이라 불리는 침과 뜸이라는 술(術)이 있지 않던가?

전통의술을 접하면서 경락(經絡)에 자극을 주는 침술(鍼術)을 통한 내 몸의 변화를 느끼고 있었지만, 이건 체했거나 발목이 삔 것 하고는 차원이 다른 암(癌)이었다.

그 당시 나는 정말 궁(窮)했다. 변(變)해야 했다. 그럼 해보자. 이것이 내가 내린 결론이었다. 역으로 전통의술인 침술(鍼術)과 뜸을 알고 있었다는 것에 감사를 하자라는 쪽으로 생각을 바꿔 버렸다.

침돌이도 첫 번째 항암을 하며 예외 없이 항암의 부작용인 구토를 엄청나게 하기 시작했다.

난 주(主)로서 서양의술을 택했고, 종(從)으로서 전통의술인 침·뜸을 택했다. 단 약(藥)은 논외의 대상으로 했다.

난 한약의 효능을 부정하지 않는다. 그러나 내가 알고 있는 상식으로는 중병을 다스리는 모든 약은 독성(毒性)을 가지고 병을 치유하는 방식이다. 그에 따르는 부작용이 있다는 것을 알고 있었다.

항암제는 독성이 있는 약물이다. 항암제의 부작용을 눈으로 보고 있으면서 침·뜸 이외의 한약은 사용할 수 없었다.
모르기도 했지만, 항암제와 한약을 동시에 쓴다면 어느 놈이 부작용의 주범인지 구분할 방법이 없기 때문이었다.

그러나 침·뜸은 내 경험으로 보면 부작용이 없다는 것을 알고 있었기에 치료의 조력자로서 선택을 한 것이다.

지금도 난 한약을 모른다. 오로지 침과 뜸밖에 모른다.
침돌이의 항암과정에서 침과 뜸을 선택한 것은 아비인 내가 선택한 것이다. 그 선택은 내 몫이었다.

침돌이도 항암을 시작한 후 구토라는 부작용이 나온 이상, 어떤 것이든 빨리 결정을 내려야 할 상황이었다.

암 경험자인 아빠로서 내가 내린 결정에 대해 지금도 후회하지 않는다.

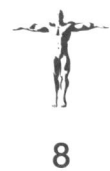

# 8
## 정답(定答)이 있을 수는 있지만, 정답(正答)은 만드는 거다

급할수록 돌아가라 했던가?

나름대로 암(癌)에 대한 원치 않은 경험이 있다 보니, 서두르지 않으려 했고, 초조해지지 않았으며, 엄한소리에 귀를 열려 하지 않았다. 이 고비를 넘기는 당사자는 침돌이지만, 침돌이를 이끌고 가는 것은 내 몫이라는 것을 알고 있었기에, 호시우보(虎視牛步)로서 걸어가려 했다.

첫 번째 항암치료는 침술을 써볼 틈도 없었다. 4박 5일 동안 입원을 해서 독한 항암을 하고 나왔기에 무조건 기력(氣力) 회복과 구토를 어떻게 하면 막을 수 있는지에 대한 고민만 할 뿐이었다.

그 와중에 소쿠리 뜸을 발견했으니, 내 입장에서는 항암을 하면서 종(從)으로서 침돌이 몸을 보(補)할 수 있는 보조 치유수단을 발견하게 된 것이었다.

정답(定答)은 말 그대로 정해져 있는지는 몰라도 정답(正答)은 내가 만들어가는 것 아니겠는가?

나는 나만의 정답(正答)을 만들어가야 했다. 서양의술을 주(主)로 하고 전통의술을 종(從)으로 잡는 나만의 답지를 만들어갔다.

3주 싸이클로 4번의 항암 후, 수술계획이 잡혀져 있는 이상 최선을 다해 병원의 치료시스템을 따라가야 했다.

하지만 절대로 가만히 기도만 하지 않았고, 전통의술을 꾸준히 해야 하는 것이 내가 할 수 있는 유일한 방법이었기에 정성을 다해 소쿠리 뜸을 떴고, 압봉으로 시작해 등 쪽에 있는 경락과 혈자리에 침을 쓰기 시작했다.

두 번째 항암을 하기 위해 입원해 그 무서운 검은 봉지(?)를 매달고 항암을 시작했는데 믿기지 않는 일이 벌어졌다.

침돌이가 검은 봉지를 매달고 밥을 먹기 시작한 것이었다. 그것도 구토를 하지 않으면서.

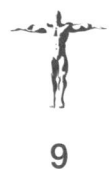

## 9

### 생각하지도 않았던
### 약의 부작용

항암을 하면 구토의 증세가 엄청났던 첫 항암을 알고 있었기에 두 번째 항암을 할 때는 나름 긴장을 하고 갔다.

솔직히 지금도 병원을 1년에 한 번씩 다니고 있지만, 병원에 가기 며칠 전부터는 나도 모르게 긴장을 한다.
요즘 행실은 잘하고 있는지 혹은 내가 타인에게 마음 상하게 한 일은 없는지 등등 병과는 아무런 상관없는 일까지 생각하며 경건한 마음을 취하려 한다. 그 정도로 신경이 예민해진다. 하물며 그 당시에는 말해 뭣하겠는가?

두 번째 항암을 위해 침돌이가 병원에 입원해 분명히 구토를 해야 할 때인데, 묵묵히 밥을 먹고 있는 것이었다.
6명이 쓰는 병실에서는 특히나 음식냄새 때문인지는 몰라도 식사시간만 되면 아이들이 구토 때문에 난리가 난다.

그 누구도 뭐라 말하지 않는다.

등을 토닥거려주거나 혹은 밥을 나중에 먹게 하거나 대용식을 선택하든가 할 뿐, 항암제의 부작용이 구토라는 것을 모두 알고 있었기에 뭐라 말하지 않는다. 그곳에 있는 아이들은 모두 병명만 다른 항암환우이기 때문이다.

우연이었겠지. 아침 먹을 때만 그러려니 생각했다. 그러나 점심때와 저녁때도 구토를 하지 않는 침돌이를 보며 그다음 날도 지켜보았다. 그런데 2차 항암을 하는 내내 침돌이는 전혀 토하질 않고 밥을 잘 먹었다. 내가 한 것이라고는 숙소에서 소쿠리 뜸을 뜨고 등에 침을 쓴 것밖에 없었다.

그런데 구토는 생각지도 않은 곳에서 터져버렸다.

항암제의 독성으로는 종양을 치료할 수 있지만, 그에 따른 부작용으로 다른 장기의 손상을 막기 위해 '박트림'이라는 약을 처방해준다. 독약의 독성으로부터 다른 장기를 보호하려는 선한 약이라고나 할까.

무슨 일이 있어도 주말에 꼭 먹어야 하는데, 항암을 하는 사이클이 주말이면 병원에서 '박트림'을 먹어야 했다. 침돌이는 이상하게도 약을 싫어했다.

애들이 먹기 좋게 시럽으로 만들어줘도, 알약으로 가져다줘도, 가루로 빻아서 가져다줘도 무조건 싫어했다.

싫다고 가만히 있을 수는 없기에 내 입에서 육두문자(?)가 날아갔다.

물론 잘한 일은 아니지만 거기서 침돌이에게 손(?)을 델 수는 없지 않은가? 해서 겁주고 어르고 달래서 '박트림'을 먹이긴 해야겠는데, 침돌이는 항암제 때문에 구토를 한 것이 아니고 박트림을 안 먹겠다고 버티다 자기감정에 복받쳐 울다가 구토를 해버렸다.

아무튼 침돌이는 지금도 아프면 약을 찾지 않는다. 침과 소쿠리 뜸을 찾는다. 그리고 나를 찾는다.

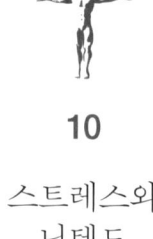

## 10
### 스트레스와 닌텐도

시골쥐가 도시쥐의 생활을 보면 신기해하는 것이 많이 있는데, 그 중 하나가 문명의 기기활용인 것 같다.

자식은 부모의 등판을 보고 자란다고 하지 않았던가?
기기문명의 꽃인 IT의 집합체인 컴퓨터의 활용도에 있어서 바닥을 기어다니고 있는 나를 보고 자란 침돌이는 컴퓨터는 신문을 보는 기계라 생각하고 게임기라는 것은 본적이 없었다.

그런데 대학병원의 소아병원에 입원수속을 받는 순간부터 침돌이의 시선이 고정된 곳이 있었으니 그것은 환우 모두의 손에 들려져 있는 닌텐도 게임기였다.

머리카락 없는 아이들이 마스크를 다 쓰고 옆에 앉아서 게임기를 통해서 교류(?)를 해나가는 과정이 보호자의 입장에서는 한편으로 고맙기도 하고 한편으로는 안타깝기도 했다.

닌텐도 게임을 하다가 채혈하려고 채혈실에 들어갈 때는 곡(哭)소리 한 번 하고 나서, 언제 그랬냐는 듯이 다시 게임기를 잡고 웃게끔 만드는 닌텐도의 힘은 대단한 것이었다.

침돌이도 비껴갈 수 없는 닌텐도의 영향력 아래에 놓여 있는지라 하나 사달라고 했다. 현실을 받아들여야 했고, 항암치료는 짧은 시간을 하는 것이 아니고 장기적으로 가는 여정이라는 것을 알고 있었기에 치병(治病)과정에서 나오는 엄청난 스트레스를 닌텐도가 풀어줄 수 있다면 닌텐도 게임기는 침돌이의 고마운 친구가 될 것 같았다.

얼마나 열심히 했던지 화장실에 갈 때도 가져가서 게임을 하는 바람에 펜을 변기에 빠뜨려 버리는 엄청난 사건(?)을 일으킬 정도였으니…

그리고 TV 만화영화 채널에게도 감사하다.

환우들이 병동에서 할 수 있는 것은 제한적이다. 격리 병동이어서 항암을 하며 외출은 할 수 없었기에 그 무료함의 시간을 달래주는 방법은 게임기와 만화영화였다.

내가 좋아하지 않는 게임과 만화영화가 항암하는 동안에는 그렇게 고마울 수가 없었다.

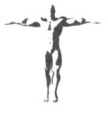

# 11
## 큰 거1, 작은 거1, 정상 변

117.9cm, 19.5kg

침돌이가 병원에 입원했을 때의 키와 몸무게이다. 지금은 170cm, 51kg 이다. 아직도 크고 있는 중이다.

사람은 환경에 바로 적응하는 능력을 신(神)께서 주신 것 같다. 물론 잊게 해주는 망각의 기술도 주셔서 감사하다.

침돌이는 훌쩍 커서 지금은 말도 잘 듣지 않는 중학교 2학년이 되었고, 잘 커 준 침돌이가 고맙다.

가끔 병원에 입원했을 때 썼던 메모장과 일기를 들여다보곤 한다. 아련한 추억이 떠오르는 것을 보면 가슴이 뭉클해진다.

항암을 처음 시작하면 이런저런 검사와 장기간 약물 투여를 위해 우측 가슴 쇄골 옆에 '케모포트'를 시술하게 된다.

매일 주삿바늘을 찌르다 보면 혈관이 숨기 마련인데, 환자의 고통을 줄이기 위해서 우측 가슴에 항상 주삿바늘을 찌를 수 있는 동그란 포트를 심는 것이다.

잘 먹어야 힘이 나고 항암을 잘 견디어낼 것 같아 먹는 것에 신경을 쓰지만, 환우 입장에서는 그렇게 입맛 당길 일도 없는 곳이 병원생활이다. 그러니 먹는 양이 줄어들면서 문제는 나오는 것도 적겠지만, 큰일을 잘 못 본다는 것이었다.

떨어진 미각을 돋우기 위해서 대학로를 휘젓고 돌아다녀 보기도 했지만, 어른들 입맛에 맞는 음식은 많을지 몰라도 애들 입맛에 맞는 음식을 찾기는 힘이 들었다.

세균감염을 막으려고 매일 같이 좌욕은 시키는데 뭐 나오는 것이 있어야 닦을 것 아닌가?

침술을 공부할 때 선생님은 남자는 양(陽)이기에 설사하는 것은 그리 심한 것이 아니고 변비가 있는 것이 중증(重症)이 될 수 있고, 여자는 음(陰)이기에 변비 있는 것은 괜찮지만 설사하는 것은 좋은 징조가 아니라는 말씀을 해주셨다.

그 말은 남자는 양(陽)이기에 양병(陽病)인 설사는 괜찮지만, 음병(陰病)인 변비는 썩 좋지 않다는 것이고, 여자는 음(陰)이기에 음병(陰病)인 변비는 비일비재한 경증(輕症)이고 양병인 설사를 하면 별로 안 좋게 본다는 것이다.

침돌이는 남자이기에 양(陽)인데 설사가 아닌 변비를 하고 있으니 조금 신경이 쓰였다. 물론 항암을 하는 환경에서 약을 먹기 때문이기도 했지만, 큰일 보는 것이 아주 드문 일이었다.

항암 후 드디어 1주일 만에 큰일을 봤다.

큰 거1, 작은 거1, 정상 변.

투병생활 중 썼던 일기장에서 발견한 메모다.

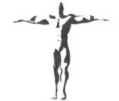

## 12

### 한여름 폭염 속에도
### 소쿠리 뜸을 한다

침돌이가 초등학교 때이다.
방학이 되면 도서관에 가서 나와 함께 책을 많이 읽는다.
늘 해왔던 일이기도 하거니와, 현실적으로 방학에는 함께 놀 친구도 많지 않기 때문이다.

침돌이는 학원을 다니지 않는다. 내가 학원을 끊은 것이 아니고 침돌이의 요구에 의해서 끊었다. 그렇다고 대안으로 학교 방과 후 수업을 많이 하는 것도 아니다. 침돌이 스스로 방과 후 수업을 컷트(?)하고 본인이 스스로 알아서 공부하겠다고 말만 한다.

학기 말 성적은 말하면 뭐 하겠는가? 그는 반 평균 점수를 내려놓는데 혁혁한 공(?)을 세우는 일등공신이다.
그렇다고 학교 공부를 포기시키진 않았다. 세상에 그런 부모가 어디 있겠는가?

난 침돌이에게 공부를 포기시키지 않았다. 단지 기다릴 뿐이고 방학 때는 도서관에서 함께 책 읽고 엉덩이 무겁게 하는 프로그램만은 지속적으로 했다.

간혹 도서관 사서선생님이 침돌이가 책을 많이 빌려 간다고 칭찬까지 해주면 침돌이는 가슴 한 번 쫙 핀다. 칭찬 싫어하는 사람은 없다.

그런데 6학년 여름 방학 때 오전 시간에 핸드볼 연습을 2주 동안 한다는 것이었다. 학교대표선수로 뽑혔기 때문이란다.
그래서 오전에는 학교에 오후에는 도서관에서 책을 읽었는데, 점심 때 배가 아프다고 했다.

내가 가장 예민하게 반응하는 것 중의 하나가 '아프다'라는 소리이다. 그 소리에는 민감하게 반응한다. 침돌이 병력(病歷) 때문이다.

침돌이는 점심밥을 정말 못 먹었다. 아침에 설사를 했다고 말하길래 '올 것이 왔구나'라고 생각했다. 운동을 그리 썩 잘하지 못하는 침돌이가 더위에 핸드볼 연습 한다고 엄청 땀을 흘렸을 것이고, 빵빵한 도서관의 냉방시스템 때문에 뱃속에서 탈이 나버린 것 같았다.

곧바로 소쿠리 뜸 뜰래? 하고 물었더니 뜨겠다고 했다. 한여름 낮 기온이 31도를 넘는 엄청난 폭염 속에서 침돌이는 소쿠리 뜸을 떴다. 물론 족양명위장경락의 족삼리(足三里)혈자리에 침을 놓은 후 소쿠리 뜸을 배꼽 옆에 있는 천추(天樞)혈에 30분가량을 올려놓고 잤다.

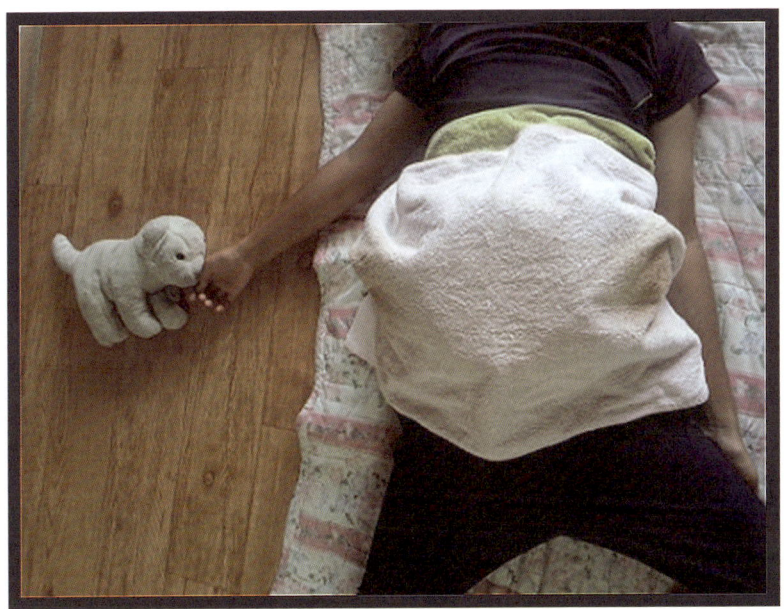

소쿠리 뜸을 뜨는 침돌이

그리고 한숨 자고 깨더니 등에다 올려 달라고 해서 소쿠리 뜸을 등에 있는 신유(腎俞)혈에다 올려 주었다.
역시 침돌이는 배와 등을 잘 활용하는 음양활용지인(陰陽活用之人)이다.

의서에서는 배를 음(陰)이라 하고 등을 양(陽)이라 한다. 침돌이는 소쿠리 뜸을 가지고 배의 임맥(任脈)을 다스린 후 양(陽)인 등의 독맥(督脈)을 다스릴 줄 아는 소쿠리 뜸 활용의 대가인 것이다.

침돌이에게 소쿠리 뜸이나 침술은 생활하면서 발생하는 생활통증을 다스리는 유용한 기술로 다가서고 있는 것이었다.

이러한 것은 학교에서 배울 수 있는 것이 아니다.

내가 원하는 바대로 전통의술을 제대로 체득(體得)해나가는 것 같아 기분이 좋았다.

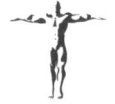

## 13

### 남자 환자의 보호자

모든 병원의 시스템이 같을 순 없겠지만, 침돌이가 입원한 병원은 '소아 암 병동'이라 해서 한층 전부를 소아암 환우들을 위해서만 사용했다.

일반인의 면회라든가 가족들의 면회를 사절 하는 것은 물론 집중적인 항암치료를 위해 격리시키는 병동이었다. 처음에는 긴장을 많이 했었고, 환자보호자로서 무슨 일을 어떻게 해야 할지 몰라 우왕좌왕 했다.

입원수속이야 뭐 그리 대단한 것도 아니라 혼자 할 수 있는 행정적인 일이지만, 항암을 시작하면서 간호사분들이 알려주는 항암 정보로는 뭔가 부족하다는 느낌을 받았다.

정말 궁금했던 것들은 이러한 것들이었다. 구토는 어느 정도 심하게 하며, 시도 때도 없이 일어나는지, 항암에 대한 부작용은 구체적으로 어떤 것이며, 어떤 항암제를 쓰는지 등등이었다.

그때 도와주었던 분들이 먼저 입원하고 있는 환우 보호자분들 이다. 그런데 남자 보호자는 나 혼자밖에 없었다.

다행스럽게도 먼저 항암경험이 있는 옆 침대의 보호자분이 하나하나 설명을 해주었다.

사실 소아병동에 가보면 소아 암 환자가 의외로 많다. 가장 많이 보았던 암이 '백혈병'과 '골육종'이었는데, 혈액암인 백혈병인 경우에는 침돌이보다 더 어린아이들이 꿋꿋이 버티고 있는 것을 보면서 대견스러웠다.

침돌이는 항암을 4박 5일로 하는 스케줄이었다. 같은 병명을 가진 환우 보호자를 만나면 용기와 선경험에서 얻은 경험을 들을 수 있다. 이런 정보는 의료진한테서 얻는 정보가 아니라 동병상련(同病相憐)의 아픔을 공유하는 산 경험이며 항암을 하는 동안 큰 힘이 되는 정보이다.

문제는 환자 보호자분들이 전부 여자인데, 나만 남자라서 소통하는 데 있어 어느 정도 한계가 있었다.

나는 그 당시 일을 하지 않았다. 동양철학인 주역(周易)에 빠져 공부하고 있을 때였다. 지금에서야 말을 하지만 그 당시 나는 어디로 가야하는지에 대한 고민을 깊게 하고 있었다. 암흑기였다.

그 당시 내렸던 결론은 주역선생님 말씀처럼 나가긴 나가야 하는데 무조건 좌충우돌하기보다 공부를 통한 지혜로서 어려운 난관을 헤쳐가야 한다는 생각이 엄청 강했었다. 가족을 잃었던 경험에 비춰 혹시 하는 마음으로 동양의술인 침술(鍼術)과 주역(周易)을 공부하고 있던 중이었다.

그런데 혹시나 하고 걱정했던 부분이 침돌이게 간암(肝癌)으로 나타나게 된 것이었다.

다행히도 소멸성 어린이 보험을 하나 가지고 있어 경제적으로 큰 도움을 받았다. 또한 중증(重症) 질환이라 하여 암 환자에게는 의료보험 혜택이 좋아지는 시점이라 돌이켜 보면 시절 운을 잘 만났던 것 같다.

아무튼 침돌이와 같은 병명을 가진 아이는 퇴원하는 동안 입원 병동에서 한 사람도 만나지 못했다. 병원소개로 외래 병동으로 김포에 사는 환우가 정기검진을 위해 내원(內院)한다고 알려 주어 환우 부모님을 만나 항암과정에 대한 정보를 아낌없이 받았다.

이글을 통해 그분들과 병원에서 많은 도움을 주신 의료진과 보호자분들께 감사하다는 말씀을 전한다.

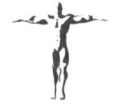

## 14
### 수많은 검사와
### AFP수치

항암을 하기 위해 병원에 갈 때 마다 혈액검사를 하는데, 왜 이리도 피를 많이는 뽑아 대는지.

입원 초기에는 많은 환우 보호자분들께 이것저것 많이 물어보면서 배운다. 병명이 다르다 보니 항암제가 똑같을 수는 없었지만, 항암 약물의 종류는 어떤 것이 있으며 또한 부작용의 반응은 어떠하고, 그랬을 때 어떤 약으로 대체하며 뭐 이런 전문가들이나 알 수 있는 내용과 용어를 너무나 쉽게 이야기하면서 반전문가가 되버린다.

환우 보호자에게는 내 자식들의 당면한 문제이니까 환우 어머님들이 병에 대해 알려는 노력과 공부하는 것은 당연한 것이었다.

그런데 나는 아니었다. 혈액 검사를 하면 수치를 많이 불러주는데, Hb가 얼마고 Wbc가 얼마고 혈소판 수치가 얼마고 Anc가 얼마고 하는 수치는 나를 어지럽게 만들었다.

평소에 환자 보호자가 많은 것을 알아야 한다는 것에는 동의를 하지만, 이건 뭐 고등학교로 다시 돌아간 것도 아니고.

처음에는 열심히 수치를 노트에 적었지만, 시간이 지남에 따라서 수치에 무뎌졌다. 그러나 단 한 가지 AFP검사(간암의 진단혈액검사)의 수치만큼은 본능적으로 민감하게 반응을 했다.

그 이유는 정상인의 AFP검사 수치는 10미만인데, 침돌이는 꽤나 높은 수치여서 항암을 통하여 수치가 떨어져야만이 약물에 대한 반응이 긍정적으로 작용하는 것이기 때문이었다.

그래야만 종양이 괴사되면서 수술을 할 수 있는 크기로 줄어들어 원하는 치료계획을 이행할 수 있었다.

항암하는 과정에서 몇만 대에 있던 AFP수치가 갑자기 500대로 떨어진 것이었다. 기적이었다. '이런 기적이 내게 발생하다니 신이 우리를 돌봐주시는구나'라는 생각에 너무 기뻤다.
하지만 그것은 '1일 천하'로 끝나고 말았다.

주치의 선생님 말씀이 검사결과가 이상하다 하시면서 다시 채혈해 재검사를 의뢰해야 한다고 말씀했다. 그 이유는 AFP수치는 떨어지는 패턴이 있는데 비정상적으로 엄청 많이 떨어져 버린 것 같다고 했다. 다시 나온 수치는 2,500대였다.
그럼 그렇지, 세상사 순리대로 가는 것이 맞는 것이다.

보호자인 내가 할 수 있는 일은 의사 선생님처럼 의학공부를 엄청나게 하는 것도 아니고, 수치를 매일 바라보면서 애만 태우는 것도 아니며, 퇴원해 숙소로 돌아가면 침돌이의 원기 회복을 도울 수 있는 전통의술인 침과 소쿠리 뜸을 열심히 정성스럽게 해주는 일밖에 없다는 생각을 다시금 해보는 계기만 되었다.

지금은 AFP수치가 정상을 유지하며 건강하게 잘 놀고 있다.

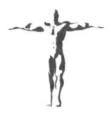

## 15
## 간암수술과 임맥(任脈)

간암 진단을 받고 4개월이 지난 시점에서 수술 날짜가 잡혔다. 수술 전 4번의 항암을 통해 9.6cm의 종양 크기가 많이 줄었다는 것은 고무적인 치료 성적이기에 감사했다.

그런데 참 간사스러운 것이 사람 마음인가 보다. 수술 날짜가 뒤로 미뤄졌으면 하는 바람이 일어났다. 침돌이 배에 영원한 큰 수술 흔적이 만들어진다는 생각이 나를 혼란스럽게 했다.

평생 아이 배에 개복 수술 흔적이 남아 있어야 하는 것이 싫었다. 하루만이라도 더 수술의 흔적이 남지 않는 온전한 배를 더 보고 싶었다.

4개월 전만 하더라도 종양이 더 자랄까 봐 빨리 수술할 수 없을까 하는 생각을 했었는데, 막상 간암 수술 날이 되어서는 안쓰러웠다. 아비 마음인가 보다.

수술실의 냉기는 '케모포트 시술'을 통해 어느 정도 알고는 있었지만, '간암 수술'을 앞두고는 긴장감이 팽배해졌다.

수술실 옆 보호자 대기실에서 상황판을 보며 노심초사 침돌이 이름만 보고 있었다. 참 시간이 더디게 가는 느낌이었다. 드디어 수술이 끝나 회복실로 옮겨진 후 일반병실로 올라왔다.

병원생활을 마라톤에 비유하면 수술은 마라톤의 반 정도를 지나는 전환점으로 볼 수 있었다. 개복수술은 동양의술의 관점에서는 임맥(任脈)이라는 경락 길을 손상시키는 일이다.

가급적이면 임맥(任脈) 손상이 없으면 하는 바람은 있었지만, 아이를 살리기 위한 수술이기에 임맥(任脈)이라는 경락길 손상은 불가피한 것이다. 길은 중간에 끊어지면 다시 이으면 되는 것이기에, 나는 보강공사를 하기로 했다.

상처부위가 아물면서 직접 뜸을 뜨기 시작했다.

퇴원 후 7년 동안 매일 상처부위에 뜸을 떠주었다. 끊어진 임맥(任脈)과 등에 있는 배유혈(背兪穴)에 침·뜸을 써서 경락 길을 이으려고 했던 것이다. 난 침돌이에게 항상 얘기한다.

검은 혹은 네 친구니 웬만하면 잘 다독거리면서 살아라. 성질내지 말고 뱃속 편히 살아야 한다. 몸이 힘들다 느껴지면 침·뜸으로 네 몸의 보강

공사는 평생 하는 거라 말한다.

세상사 양(陽)속에 음(陰)이 있고 음(陰)속에 양(陽)이 있다는 것을 알고 있었지만, 그 힘든 시기에 좋은 시절 운(運)이 내게도 찾아 왔다.

침돌이가 입원한 병원은 최고의 인재들이 모이는 대학병원이다. 그곳에 입원을 했으니 모든 것은 서양의학 기준으로 만들어진 치료법에 따라야 한다. 당연한 일이다.

그곳의 의사 선생님들은 서양의학을 이용해 환자에게 질 좋은 의료시스템으로 환자 생명을 구하면서 인간수명 100세 시대를 맞이하여 질병 없는 세상을 위해 헌신하고 계시다.
침돌이도 큰 수혜를 입었기에 늘 감사한 마음을 가지고 있다.

간호사 선생님이 말해준다. 예전에는 병원 치료에 반하는 그 어떤 치료행위를 하면 그 즉시 선택을 해야 했다고 한다.
퇴원하든가 혹은 병원치료에 순응하든가의 선택말이다.

그런데 그 당시 모 연예인이 침·뜸으로 위암 치료를 하는 것이 화제가 되었다. 그것도 침돌이가 입원한 대학병원에서 서양치료와 함께 병행치료를 했던 것 같았다.

침 쓰는 것은 보이질 않으니 상관없었지만, 뜸을 뜬 상처는 눈에 보인다. 그것 때문에 선생님이 내게 양자택일(兩者擇一)하라 하면 난 꼬리를 내리려고 생각했었다.

왜? 목숨은 둘이 아닌 하나이기에 모험할 생각이 전혀 없었다.

그런데 주치의 선생님은 이렇게 말씀 해주었다. 면역 수치가 많이 떨어져 있을 때는 뜸 화상으로 인한 세균 감염이 걱정되니 그때는 하지 말라고만 하셨다.

기적 같은 일이 일어난 거다. 항암을 위해 항암 병동에 입원할 때를 제외하고는 숙소에서 계속 침과 뜸을 해주었다.

허나 주기적인 항암으로 인해 면역력이 떨어져 열이 발생하면 지체없이 응급실로 달려가 침돌이를 입원시켰다. 긴 항암에는 힘센 항우장사도 넘어질 것이다.

나중에야 대학병원에서도 침술(鍼術)에 대한 생각이 조금은 바뀌고 있다는 것을 알게 되었다.

돌이켜 생각해보면 나는 좋은 주치의 선생님을 만났던 것이다. 지금도 병원에 정기검진을 다닌다. 청진기를 배와 등에 대고 진료하신다. 의사 선생님은 뜸 자국을 보고 지금껏 한 번도 뜸에 대해 물어본 적이 없다.

나는 이렇게 생각한다. 침·뜸이 암에 치료효과가 있다 없다의 이슈는 밥그릇 싸움의 논쟁거리로밖에 보이지 않는다. 아마 주치의 선생님도 그 내용은 매스컴을 통해 알고 있었으리라. 허나 암묵적으로 용인해주셨다.

침·뜸은 내 몸의 기운을 끌어 쓰기에 해(害)가 없다.

항암제는 독성을 지닌 약물이다. 주사를 통해 침돌이 몸에 들어가는 거다. 항암제는 부작용이 있다. 머리털 빠지고 눈썹 빠지고 기운(氣運)없이 깔아지는 것이 부작용이다.

나는 탕약을 쓰지 않았다. 왜냐하면 만약 새로운 부작용이 일어난다면 몸에 들어간 둘 중 어느 것이 문제가 된 것인지 구별할 방법이 없기 때문이다. 솔직히 말하면 나는 침·뜸 이외의 다른 것에는 관심이 없었다.

나는 침·뜸에 대해 이렇게 생각한다. 침술이 득(得)이 된다면 본인이 배워 쓰면 되는 것이고, 해(害)가 된다면 안 쓰면 되는 것이다. 그러나 이것만은 경험적으로 알기에 자신 있게 말할 수 있다. 가는 침을 쓰는 침술은 위험하지도 않고 아프지도 않으며 엄청난 효과를 가진 숨겨진 보물이라고.

침·뜸이 쉽다고는 말하지만 결코 쉽지 않다. 약은 음용(飮用) 즉 환자 입장에서 마시면 되는 거다. 허나 침·뜸은 온갖 정성과 노력이 필요하다는 것을 난 경험적으로 알고 있다.

한두 번의 침·뜸행위는 쉬울지 몰라도 지속적으로 꾸준히 한다는 것은 수행(修行)이다. 나나 침돌이는 그간 수행자(修行者)였다.

다만 몸에 직접 뜸 뜨는 것이 부담우면 소쿠리를 이용한 간접 뜸을 대안(代案)으로 쓰면 된다. 침이 무섭다면 경락(經絡)이나 혈(穴)자리에 자극을 주는 마사지나 지압을 하면 된다. 그러나 침이 지압이나 마사지보다는 효과가 더 있는 것 같다.
선택은 각자의 몫이다.

나는 침돌이가 암(癌)에 노출되는 음적(陰的) 상황에 직면했지만, 침·뜸이라는 양적(陽的)인 도구를 만나 팔자에도 없는 것을 해봤다. 음중양(陰中陽)이었다.

혹독한 시련은 있었지만 긍정의 시각으로 바라봤더니 좋은 시절운도 만나면서 어둠을 잘 헤치고 나온 것 같다.

나는 침술을 통해 이것을 배웠다. 잘 나갈 때는 늘 겸손하고 힘이 들 때는 희망가를 불러야 한다는 것을.

인생 속에는 양중음(陽中陰)이 있고 음중양(陰中陽)이 있다고 하지 않던가.

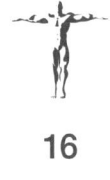

## 16
### 병원
### 응급실

항암을 하면 계속해서 병원에 있는 것이 아니다. 서울이 거주자인 경우는 상관없지만, 지방 거주자인 나는 숙소를 얻어야 했다.
병원에서는 환우와 보호자인 어머님들을 대상으로 쉼터를 운영했지만, 나는 갈 수 없었다.

그래서 병원 앞에 숙소를 임차해서 9개월 동안 침돌이와 어머니와 함께 생활했다.

항암을 하면 필연적으로 면역력이 떨어져 열(熱)이 뜬다. 곧바로 응급실로 가 해열(解熱)을 시켜야만 다음 항암을 진행할 수 있는 것이다. 정해져 있는 항암 스케줄을 맞추기 위해 충분한 휴식이 필요하지만, 체력이 회복될 만하면 여지없이 들어오는 항암제 때문에 몸은 버텨낼 수가 없는 것이다.

병원에 아이를 맡긴 이상 병원시스템을 따라야 한다.

사람은 몸이 아프면 정기(正氣)와 사기(邪氣)가 다투기 때문에 몸에서 열이 난다. 감기 들면 열나는 것을 생각하면 쉽다. 열이 난 후에 몸이 한 (寒)해 지는 것이지, 한하여 진 후에 열이 나지 않는다. 병도 양선후음 (陽先後陰)의 음양(陰陽) 법칙을 따른다.

침돌이의 열은 항암이라는 특수한 상황에서 나는 열이라는 것을 알고 있었기에 열 내리는 경락과 혈자리로 다스릴 수 있는 상황이 아니었다. 열이 나면 무조건 응급실로 뛰어가야 했다.

항암 초기 응급실에 가서는 침돌이의 체력이 아직은 남아있어 그랬는지는 몰라도 며칠 만에 바로 퇴원을 했다.

그러나 항암 횟수가 거듭될수록 면역력과 체력이 떨어진 상황에서는 응급실 입원을 최장 8일 동안 했던 적도 있었다.

지금의 소아병원 입원실은 항암 환자와 일반 환자로 명확히 구분하면서 환경이 많이 좋아졌지만, 그 당시는 엄청 열악했었다.

아주 작은 공간에서 베드 4개와 보호자용 의자 4개가 전부였다. 하루 이틀이야 그냥저냥 버티어 보지만, 퇴원 날짜를 모르는 상황에서의 응급실 생활은 여간 힘든 것이 아니었다.

그리고 더 힘이 들게 하는 것은 아침마다 이루어지는 살 떨리는 공포 시간, 즉 채혈 시간은 그야말로 환장(換腸)할 정도였다.

혈액검사를 위한 새벽, 한방의 주삿바늘 찌름(?)은 환자와 보호자에게 행복을 주지만, 두세 번의 찌름(?)은 환자와 보호자에게는 불안한 공포였다. 인턴 의사 선생님들의 어려움과 피 뽑는 기술의 어설픔을 이해하지만, 매일 똑같은 상황의 반복은 피하고 싶었다.

여기서도 궁즉변(窮卽變) 변즉통(變卽通), 즉 궁하면 내가 변해서 서로가 편하게 소통할 수 있는 방법을 찾아야만 했다.

병원생활을 오래 하다 보면 대강 언제 회진을 돌고, 누가 경험 많으신 간호사 선생님인지 다 안다.

채혈병을 들고 침돌이를 휠체어에 실고 소아병동으로 가서 베테랑 간호사선생님께 인사를 꾸벅한 후 채혈을 부탁하면 아프지 않게 금방 채혈을 해준다. 뭐든 오래 하면 수(數)가 보인다.

응급실은 다른 환우들과 교류하는 곳이기도 하다.
일반병동에 비해서 좁다 보니 더 친해지고, 며칠 뒤면 다시 항암 병동에서 만나게 되는 사이이기 때문이다.

그곳에서도 남자보호자는 나밖에 없었지만, 어머니가 낮에는 숙소에서 올라오시면서 교대를 해주셨기 때문에 낮에는 숙소에서 부족한 잠과 의서(醫書) 공부를 했다.

가끔 응급실 밖에서 잠시 바람을 쐬다 보면 많은 사람들이 아파 병원 응급실을 찾아오는 것을 본다.

산다는 것은 춘하추동(春夏秋冬) 사계절 흐름, 생장수장(生長收藏)의 성쇠(盛衰), 생로병사(生老病死)와 같은 자연법칙이 맞는가 보다.

늘 건강하게 살기를 바라는 것은 인간의 욕심이 아닐는지.

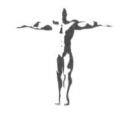

# 17

## 소쿠리 뜸과
## 침술 체험기

아는 사람을 약속도 없이 만난다면 반가움은 두 배다. 우연히 내가 다녔던 치과병원 실장님을 기차역에서 만났다. 반갑기도 하고 놀랍기도 했다. 그분은 사는 곳이 대전인데 천안에서 만난 것이다.

며칠 후 실장님으로부터 전화가 왔다. 나의 첫 번째 책인 소쿠리 뜸 책을 읽고 나를 만나고 싶다는 분이 계시다는 거였다. 그분은 현직 치과의사다. 그분의 소쿠리 뜸 체험기를 실어본다.

"평소 동양학에 관심을 가지고 그동안 컨디션이 저조하면 집에서 콩링 뜸요법을 시행해왔었습니다.
또한 학생 때부터 쑥뜸과 식이요법으로 100kg에 육박하던 몸무게를 70kg대로 정상화시킨 경험이 있기 때문에 쑥뜸요법을 신뢰하고 있습니다.
쑥뜸이 좋기는 하지만 그동안 콩링을 놓는 혈자리에 지저분하게 쑥이 타고, 남은 진액이 묻고 연기가 많이 나고…

어쩌다 깜박 잠이 들거나 몸을 뒤척이면 타다만 쑥뜸이 이부자리를 태우곤 하는 불편함이 있었습니다.

이번에 최성진 선생님의 쑥뜸을 접하고 이런 점들이 개선된 뜸요법을 알 수 있었습니다.

복부는 더 따뜻하게 유지하면서 연기나 쑥진에 대한 단점이 보완된 방법이었습니다.

이제 가정에서 쉽게 뜸을 뜰 수 있으니 쑥뜸이 번거롭다는 편견을 깨고 최성진 선생님의 소쿠리 뜸 방법대로 일단 시작해보면 많은 사람들이 쑥뜸요법의 좋은 점과 혜택을 받을 수 있을 것 같습니다."

**고등학교 1학년의 침 체험기**

동생한테 연락이 왔다.
큰 조카가 중학생이 되더니 초등학교와는 다르게 공부를 무섭게 한다고 했다.

그런데 문제는 눈이 한쪽으로 쏠린다고 걱정을 하면서 침술로 무슨 방법이 없겠냐고 묻는다.

간 경락(肝經絡)의 태충(太衝)혈에 침을 놓으면 효과가 있을 거라 말했다. 그리고 큰 조카를 집으로 불러 태충 혈자리에 침놓는 방법을 가르쳐 줬다. 아래 글은 큰 조카의 수기다.

"큰 아빠가 침·뜸을 공부하시고 가르치시기도 합니다. 하지만 저는 원래부터 침을 맞고 싶진 않았습니다. 매우 아플 것 같았거든요. 하지만 친동생은 침이 가늘기도 했지만, 침 맞으러 한의원에 가서 자연스럽게 맞는 것을 보고 '우와 아프지도 않나?'라고 생각했습니다. 그리고 매우 대단하다고 생각했고요.

어느 날 거울을 보니 내 눈이 약간 가운데로 몰린 느낌이 들더라고요. 그래서 저희 큰 아빠께 여쭤 보았습니다.

침으로도 이 문제를 해결 할 수 있냐고요.

큰 아빠는 바로 대답해주셨습니다. '태충혈(太衝穴)'이란 곳에 침을 놓으면 많이 좋아질 것이라고요.

그리고 한마디 더 하셨습니다. 하루아침에 바로 나아지는 것이 아니라 꾸준히 놓아야 효과가 나타난다고…

그래서 저는 매일 한 번씩 침을 놓자고 다짐했습니다. 하지만 매일 꾸준하게 시간을 내서 침을 놓는 것이 조금 힘이 들더라고요. 침을 놓는 것이 뜸해지다가, 큰 아빠가 침을 놓은 상태로 공부할 수도 있다고 말씀하셔서, 그 말씀을 들은 이후로는 침을 놓은 상태로 공부하면서 꾸준하게 침을 놓았습니다.

이렇게 2년을 놓다 보니 제 눈은 매우 정상적으로 돌아왔습니다. 침이 처음에는 무섭기도 했지만 별로 아프지도 않았고, 오래 꾸준히 하면 효능이 좋다는 걸 알았습니다.

저에게 침을 친절하게 알려주신 큰 아빠께 감사하다고 전하고 싶습니다."

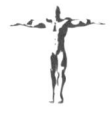

## 18

### 아버지의 아들인 나와
### 침돌이 아빠인 나

박범신의 『소금』이라는 책을 보며 이런 생각을 해봤다.

아버지의 아들인 나는 어떻게 살았는가?
침돌이 아빠로서 나는 어떻게 살았는가?

아버지의 아들인 나는 아버지의 기대에 부응하지 못했다. 많은 실망을 시켜 드렸고, 지금도 진행 중이다.
그러나 침돌이 아빠인 나는 침돌이에게 믿음을 주고 있다. 아이에게 침술을 생활화시키고 있으며 침술에 대한 믿음을 체험(體驗)을 통해 느끼게 하고 있다.

10여 년 내 삶의 발자취를 되돌아보면, 얻은 것은 무엇이고 잃은 것은 무엇일까?

얻은 것은 내 가족의 무너지는 건강을 지켰다는 것이고, 잃은 것은 재물의 손실이다. 침술을 가지고 완벽한 직업인으로 변화하지 못했기 때문이다.

직업에도 정규직과 비정규직의 차이가 있다. 침술 또한 정규과정과 비정규 과정 출신의 차이가 있다.

침·뜸이 평생교육의 대상이 된다는 판결이 났다. 일부에서는 불법 의료업자의 양산으로 국민들의 건강을 굉장히 우려하고 걱정하고 있는 것 같다.

그런데 판결문을 보면, '일부 무분별한 지식의 습득이나, 어설픈 실천이 조장될 우려가 있을지 모른다고 해서 일반인들에게 침·뜸의 원리와 시술에 관한 지식습득을 못 하게 할 수 없다. 학습의 권리는 국민의 기본권이다'라고 판결했다.

모든 사람들이 침술을 배워 의료업자 흉내를 낼 것이라는 판단하는 것은 지나친 그들만의 생각이 아닐까 싶다. 내가 만나본 사람들은 침술을 배워 본인과 가족의 건강관리에 사용하려 한다. 머리 아픈 두통, 어깨 아픈 견통, 허리 아픈 요통 등과 같은 생활통증에 침술을 이용하려 한다. 오죽 쉬우면 침돌이도 침술을 할 수 있을까?

비록 나는 운명적으로 침술을 공부했지만, 필요에 의해 나와 내 가족의 생활통증을 다스리려고 배우는 침술은 요긴하게 쓸 수 있는 기술이다.

나는 비록 비정규 과정 출신이지만, 침돌이 몸을 다스리기 위한 그간의 경험들은 내게 침술에 대해 엄청난 개안(開眼)을 시켜주었다. 뭐든 한 분야에서 10년은 해봐야 한다는 말이 딱 맞는 것 같다. 나는 지금 10년을 넘어서고 있다.

그럼 내게 침술을 가르쳐주신 나의 침 선생님은 어떻겠는가? 그분은 고수 중의 고수이다. 나는 그분의 발끝에 있을 뿐이다.

비록 나는 아버지의 기대에 부응을 하지 못한 아들이었지만, 침돌이 아빠로서의 나는 침돌이를 통해 경험했던 침술의 모든 것과 앞으로 느끼게 될 침술의 모든 것을 침돌이에게 전해주는 아빠로 남을 것이다.

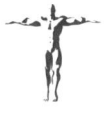

## 19
## 나는 강호파(江湖派)인가?

홍역문화원에서 이전 선생님께 주역(周易)을 공부 할 때, 이전 선생님께서는 풍수와 사주는 물론 의서 쪽에도 많은 지식을 지니고 계셨다. 그러나 선생님께서는 술학(術學)보다는 홍역학(洪易學)을 알리고 교육하시는데 관심이 더 많으셨다.

제가 그 당시 재미있게 읽었던 책이 조용헌 선생께서 쓰신 '사주명리학 이야기', '고수기행', '방외지사' 등등 이었다.

그분의 책들은 동양학 초보자에게도 재미를 느끼게 했고, 본인 말씀대로 직업을 채담가(採談家)라 한 것처럼 글들이 맛깔나서 책장 넘어가는 손길이 행복했을 정도였다. 그분은 이전 선생님과도 잘 아는 사이였다.

조용헌 선생에 따르면 동양학은 강단파(講壇派)와 강호파(江湖派)로 구분할 수 있다. 강단파는 강단에서 형이상학적인 이(理)나 기(氣)를 논하면서 논문을 통해 학생들에게 강의하는 일파이다. 반면 강호파는 강호

(江湖)에서 좌충우돌 하며 실전에서 요구 되는 것을 충족시켜주면서 살아남은 일파이다.

강호파는 제도권보다 재야에 숨은 고수들이 많았고, 그분들의 삶의 행로는 인생의 깊은 시름과 깊이를 몸으로 체득하며 밥 대신 바람을 먹고 이불 대신 이슬을 덮고 자는 풍찬노숙(風餐露宿)의 과정을 겪었다고 했다.

현대 사회에서는 강호파의 동양학인 방술학에서도 급(級)이 있는데, 한의학은 시민권자요, 풍수지리는 영주권자이며, 사주명리학은 불법체류자 라고 표현을 했다.

우주(宇宙)를 시공(時空)으로 본다면 시대의 모습도 변한다. 한의학이라는 큰 범주에서 보면 '일침 이뜸 삼약'을 하나로 묶어서 볼 수도 있겠지만, 음양(陰陽)으로 본다면 침·뜸은 내 몸의 기(氣)를 침과 뜸을 통해 소통시켜주는 방식이고, 약은 약성을 가지고 있는 약초에 의해 몸을 치유하는 방식이다.

침·뜸은 옛부터 민간에서 주로 사용되어 왔던 민간의술이었고, 약은 비싸 누구나 쉽게 먹을 수 없는 것이었다.

마을에서는 침쟁이 할아버지가 침을 놓아 아픈 민초들의 몸을 다스렸다. 그런데 몇십 년 전부터는 어떻게 된 일인지 시민권자 얻은 사람들이 영주권 없다고 마치 미국이민국이 불법체류자 단속하는 것처럼 신고를 해대는 통에 재야에서 있던 고수의 침꾼들은 범법자가 되었고, 그것이 싫어 이 나라를 떠나는 등 풍찬노숙(風餐露宿)하는 형국이 되어 버렸다.

침놓는 방식은 사람마다 차이가 있고, 개인마다 경험이 다르다. 또한 본인이 좋아하는 패턴과 방식이 있는데, 그 모든 것이 사라지고 있는 것은 아쉬운 부분이다.

하지만 '쥐구멍에도 볕 들 날 있다'라는 말처럼 요즘 들어 많은 변화가 일고 있다. 고학력을 가진 사람들이 침·뜸을 통해 본인 몸을 다스리며 건강하게 살고 싶어 한다. 그들은 자기 주관적인 판단 능력이 뛰어나 법 적용의 옳고 그름을 논하기 전에 본인에게 필요 유무를 따지는 현실적인 안목을 가지고 있다.

자가침술 혹은 셀프침술을 경험하는 순간, 침술에 대한 그들의 태도와 통증을 다스리는 혈자리에 대한 관심은 커져 버린다. 그들은 한의학이라는 학문 속성의 어렵고 복잡한 것에는 관심이 없는 반면 침술 응용의 단순함과 기대이상의 효과에는 만족해한다.

주역은 이간(易簡) 즉 쉽고 간단함을 추구한다. 침술은 몸을 다스리는데 있어 쉽고 간단하면서 단순하게 쓰는 기술이다.

강단학에서 많은 공부와 배움을 통해 국민건강을 증진시키려고 끝없는 노력을 기울인다는 것도 잘 알고 있다. 질병의 치료는 의료사업자에게 찾아가 고쳐야 한다. 하지만 일상생활에서 늘 발생하는 생활통증을 다스리는 방법으로 혈자리 몇 개를 사용하는 자가침술은 본인 건강을 증진 시키는 파트너로 함께한다면 좋지 않을까 생각한다.

아프면 병원에 가야 한다. 원하면 한의원에 갈 수도 있다. 그리고 그것과 함께 가는 자가치유도 가능하지 않겠는가. 소화가 되지 않을 때 사먹을 수 있는 소화제를 약국에서도 그리고 편의점에서도 누구나 살 수 있는 것처럼.

그렇기 때문에 많은 현대인들은 생활통증을 쉽게 다스릴 수 있는 침술을 적극적으로 배우려한다.

그럼 나는 강단파(講壇派)일까? 강호파(江湖派)일까?

지금까지 풍찬노숙(風餐露宿)의 길을 걷고 있었던 것으로 봐서는 강호파(江湖派)이지만, 변화하는 시대의 흐름을 봐서는 비단길은 아닐지라도 더 이상 풍찬노숙(風餐露宿)의 길은 걷지 않을 듯싶다.

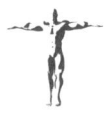

## 20
### 나는
### 인플루언서(influencer)인가?

나는 좀 둔하다. 그리고 엄청 게으르다.

인플루언서(influencer)라는 단어를 근래에 우연히 알았다. 신조어다. 처음 인플루언서(influencer)를 접하고 인플루언스(influence) 단어 뜻이 영향이라는 생각은 들었지만, 인플루언서(influencer)라는 단어에 대해 감(感)을 잡지는 못했다.

나는 세상 오만가지 일에 관심을 갖질 않는다. 하지만 세상은 많은 것을 알아야 하고 그렇지 못하면 큰일 날것처럼 얘기를 한다. 한편으로는 맞는 말이지만, 정작 세상사 모두를 알지 못한다 해서 그렇게 큰일은 일어나지 않는 것 같다. 조금 불편할 정도다. 본인의 결심 여하에 따라 배우고 싶은 것이 있으면 배우면 되고, 하고 싶은 것이 있으면 하면 되지 않을까 싶다. 상식의 범위 안에서.

인플루언서(influencer)의 뜻을 찾아보았다. 마케팅에서 쓰는 용어다.

한때는 나도 소쿠리 뜸을 가지고 유명해지고 싶어 전문가를 찾아가 유료로 SNS 마케팅을 배우기도 했다. 컴맹인 내게, 그리고 스마트폰은 그저 전화로 사용하는 것이라는 생각이 강한 내게 소셜미디어 다루는 법을 배우는 것은 힘이 들었고, 마음이 담긴 글을 매일 쓰려 하다 보니 글쓰기가 보통 어려운 것이 아니었다. 언제부터인가 억지로 글을 쓴다는 느낌이 들어 쓰지 않았다. 너무 힘들었기 때문이다. 그래서 놨다.

지금은 쓰고 싶을 때 쓴다. 하지만 약간의 강제성을 두고는 있다. 메기 한 마리가 주는 약간의 긴장감을 갖고 살아가는 미꾸라지처럼 살고 싶기 때문이다. 하지만 두 마리 이상의 메기는 긴장감을 넘어 생존의 절박함을 가져야 하기에 부담스러워 싫다.

그래서 1주일에 한 번 글을 쓰는 것으로 나 자신과 약속했다. 지키려 하지만 끝까지 지킬 수 있을지는 잘 모르겠다.

나는 인플루언서(influencer)인가? 또한 건강에 관심이 있는 사람들에게 마케팅이 아닌 침술에 관하여 영향을 주는 사람일까?

요즘 나는 대학교수님을 제자로 두고 있다. 생활 통증을 다스리는 혈자리 이야기를 그는 배우고 있다. 수업시간만은 내가 선생이고, 교수님은 내 제자다.

난 학창시절에 공부 잘했던 사람을 존경한다.
내가 학창시절에 지금만큼 공부를 했다면 꽤 괜찮은 대학에 들어갔을 거라는 말도 안 되는 상상을 해본다. 그렇다고 내가 나온 대학을 싫어하는 것은 아니다. 다만 나는 공부를 하지 않아 아무런 생각 없이 대학에 진학했고 그저 그렇게 보냈을 뿐이다. 나이 들어 책을 한 십 년쯤 잡다 보니 공부는 머리로 하는 것이 아닌 엉덩이로 한다는 것을 알게 되었다.

생각해보라. '난 공부가 제일 쉬었어요'라는 말을 했던 분도 있었지만, 대다수의 청춘들은 놀고 싶지 누가 피 끓는 청춘을 딱딱한 의자에서 보내고 싶겠는가? 그러니 젊은 시절을 책과 씨름하며 긴 시간을 편한 소파 대신 딱딱한 의자에 앉아 소위 명문대를 진학한 사람들을 존경하는 것은 나로선 당연한 거다. 물론 졸업 후 그네들의 살아가는 행태를 전부 존경하지는 않지만, 끓어오르는 젊음의 열기를 억제하며 엉덩이로 공부했다는 집념만큼은 지금의 나로서는 그들을 존경한다.

요즘 나는 침술에 관한 혈자리 이야기를 글로 쓰는 재미에 빠져 시간 가는 줄 모르고 산다.

교수님의 경락과 혈자리에 대한 이해 능력은 탁월했다. 하나를 알려주면 둘을 알 정도다. 교재를 하나 만들어 사용하지만, 교재에 있는 내용이라도 다 가르치진 않는다. 상황에 맞게 변통하기 때문이다.
복통을 다스리는 혈자리를 이야기할 때 복부 혈은 빼버렸다. 한데 수업 시간에 복부 자침에 대해 얘기를 하는 것이 아닌가.

그래서 물어봤다.
어디서 배우셨냐고. 교수님은 대답한다. 교재에 있던데요.

다리에 셀프 자침을 한 후, 본인 스스로 교재 보고 침을 놓았다고 했다. 복습을 한 거다. 복습은 내가 강조하는 부분이다. 경락과 혈자리를 배우는 것은 머리가 아닌 손으로 배워 내것화시키는 거다.

경험한 만큼만 '내것화'되기에 인공지능화된 컴퓨터가 할 수 없는 손맛의 세계다. 하여 교수님은 합곡혈과 곡지혈, 족삼리혈과 완골혈 등 배운 것을 늘 복습하다 보니 교재에 중완혈이 있어 복부 자침을 했을 뿐이라 했다.

내가 물었다.
교수님께 내가 인플루언서(influencer)냐고. 교수님은 답하셨다. 당연한 거 아니냐고.

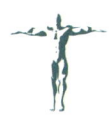

## 21

### 친구와 친구 어머니, 나의 제자가 되다

침돌이가 병원에서 항암을 할 때, 많은 친구들의 위로가 있어 잘 버텨냈다. 병원에 찾아와준 친구도 있었지만, 멀리서 따뜻한 목소리와 함께 큰돈을 보내주며 격려해준 친구도 있었다.

그 친구는 배를 타는 선장이다. 촌놈이 바다를 동경해 뱃사람이 되었다. 사는 곳도 울산이어서 그와 나는 자주 보지 못하는 중학교 동창이다.

내가 졸업한 시골 중학교는 7~8년 전만 해도 폐교 위기에 처해있었다. 농촌인구의 감소로 심각한 신입생 난을 겪어 폐교를 면하기 위해 졸업한 선배들이 신입생들에게 노트북을 선물해주기도 했었다.

지금은 농어촌 거점별 우수학교로 지정되어 건물도 새것으로 지어졌고, 매년 5월이면 동문 체육대회 겸 그간 못 봤던 친구들 얼굴 보는 날이 되었다. 그날 나는 선장 친구에게 혈자리 이야기 책을 선물했다.

며칠 후 동문 체육대회에서 얼굴을 보았던 배사나이 친구로부터 전화가 왔다. 연로하신 아버님이 어지러움과 허리 통증을 호소하는데, 생활 통증을 다스릴 수 있는 혈자리를 가르쳐줄 수 있겠냐고 묻는 것이었다. 친구는 내가 건네준 혈자리 이야기 책을 다 읽어버린 것이다.

그는 효자다. 대학병원에 검진 예약을 해놓고 내게 왔다. 저녁을 함께하며 중학생 동창인 그와 처음으로 속 깊은 얘기를 술잔을 주고받는 것처럼 주고받았다.

그가 소위 말하는 대체의학에 관심을 갖게 되었던 계기, 뱃사람으로서 삶, 자식 얘기, 50대 얘기 등을 말했고, 나 또한 침돌이가 병원에 있을 때 친구가 보내준 관심에 대한 감사, 침꾼으로서 살아온 지난(至難) 했던 시간들, 그리고 앞으로 내가 할 일 등을 전했다.

조금 늦은 시간이었지만, 함께 시골집에 계신 그의 부모님께 갔다. 부모님께는 미리 나의 이야기를 말씀드린 것 같았다. 혈자리 이야기를 쉽고 재미있게 강의하는 것이 내가 가장 잘 할 수 있는 일이지만, 80세이신 친구 어머님이 과연 배우실 수 있을까 하는 생각도 하면서 친구 집에 갔다.

친구는 내게 말했다. 농구할 때, 농구공을 던지는 사람은 농구공 받을 사람의 상황에 맞게 던지면 되지 않겠느냐고.

역지사지(易之思之)를 말하는 것이다.

침돌이 할머니는 75세이다. 내겐 70대 어르신에게 혈자리 이야기를 가르쳤던 경험이 있다. 그분들에게 혈자리를 가르칠 때는 혈명(穴名)을 숫자로 바꾸어 가르친다.

어려운 한자로 된 혈명을 가르치려 하는 것은 낙타를 바늘구멍에 넣는 것처럼 힘들지만, 혈자리를 숫자화시켜 가르치면 그분들에게는 골무 끼고 잘 안 보이는 눈으로 바늘에 실을 꿰는 것처럼 쉽다. 어머니들은 몇십 년 동안 해왔던 바늘 코에 실을 넣었던 감각으로 머리털처럼 가는 침을 침관에 잘 넣기 때문이다.

처음에는 당신이 할 수 있을까 하시더니 한두 번의 연습으로 자신감을 가지시면서 빨간 베개에 침놓는 연습을 하셨다.
그러면서 내 나이가 50만 되었어도 더 잘할 수 있겠다는 말씀에 '됐구나'라는 안도를 했다.

친구는 시골에 있는 며칠 동안 내게 혈자리를 배우기로 했다. 6월부터 배를 타면 선상생활을 몇 개월씩 한다고 했다. 시간이 없는 관계로 책에 있는 혈자리 모두를 하루 만에 알려 줄 수는 없겠지만, 셀프 침술로 배 아플 때 다스릴 수 있는 복통 혈자리는 쉽게 가르칠 수 있을 것 같았다.

그런데 갑자기 친구는 말한다.
요즘 가끔씩 어깨 쪽에 담이 온 것처럼 결리는데, 그것을 다스릴 수 있는 혈자리를 가르쳐 줄 수 있겠냐고.

찾아보겠다고 말하면서 어깨를 지나는 경락을 떠올리며 손에서 어깨 통증과 담을 다스릴 수 있는 혈자리 몇 개를 머릿속에 그려 보았다.

친구와 친구 어머님은 내 제자가 되었다.

제2장

# 혈자리 이야기

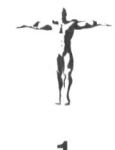

# 1
## 경락(經絡)은 길이다

안다는 것도 어렵지만, 설명한다는 것도 쉽지만은 않은 일이다. 설명함에 있어 가급적이면 쉽게 하려고 애쓴다.

나는 경락(經絡)을 이렇게 설명한다. 경락(經絡)은 우리 몸의 지하철 노선, 기차 노선, 혹은 버스 노선이고 혈(穴)자리는 지하철역, 기차역, 혹은 버스 정류장이라고 말한다.

동양학을 쉽게 이해하기 위해서는 먼저 한문을 알아야 한다. 한문은 뜻글자다. 어디 한문만 그런가? 영어도 뜻글자 아니던가!

어린 학생에게 spring은 봄을 나타내는 말이다. 그러나 이 단어를 달리 이해하는 곳도 있다. 자전거 숍이다. 자전거 숍 사장에게 spring은 봄이 아닌 용수철로 이해된다.

경(經)이라는 글자는 날씨의 앞 글자인 '날'이 붙은 날줄이다. 세로 선이다. 락(絡)은 날씨에서의 뒤 글자인 '씨'가 붙은 씨줄이다. 가로선이다. 경락(經絡)은 날줄과 씨줄인 세로와 가로를 나타내는 것이다. 베틀은 날줄과 씨줄을 이용하여 모시나 삼베를 짜는 기구이다.

집 지을 때를 생각해보자. 세로인 기둥을 먼저 세울까? 가로인 보를 먼저 세울까? 세로부터 세운다. 동양학은 집 지을 때 기둥을 먼저 세우는 것처럼 세로를 근본으로 본다.

동양학에서 경(經)이라는 글자는 많은 뜻을 포함하고 있다. 경(經)은 근본, 도리, 이치라는 뜻과 함께 세로의 의미도 가지고 있다. 지구본의 경도(經度)를 생각하면 될 것이다.

동양학의 경(經)은 양(陽)인 하늘(天)과 음(陰)인 땅(地)을 잇는 뜻이다. 문리(文理)가 트인다는 말이 있다. 사물의 이치를 깨달아 아는 힘인데, 이 말은 천문(天文)과 지리(地理)의 뒷글자를 따서 하늘과 땅이 소통한다는 이치를 안다는 것이다. 하늘과 땅인 양음(陽陰)을 세로로 연결한 형이상학적인 선이 경(經)이다.

락(絡)은 경(經)들을 가로로 잇는다는 뜻이다.

경락(經絡)은 사람 몸을 세로와 가로로 연결한 일종의 시스템으로서 그 안에는 기혈(氣血)이 다닌다. 두 개의 개체인 기(氣)와 혈(血)을 하나의 개념으로 묶어 기(氣)라 말하기도 한다.

기(氣)가 들어간 말을 우리는 일상 속에서 많이 쓰고 있다.

예를 들어 생각지도 못한 큰일로 인해 기(氣)가 잠깐 끊겨 버려 졸도하는 것을 기절(氣絶)이라고 말한다. 원하는 일이 원하는 바대로 잘 되면 기분(氣分) 좋다고 말한다. 이러한 표현은 경락을 다니는 기(氣)가 끊어지거나 골고루 잘 나누어진 상태의 표현이다. 더 나아가 가당치 않은 일이 벌어지면 기(氣)가 막혀 죽겠다는 표현이야말로 기(氣)가 들어간 최고의 표현이 아닐까 싶다. 동양의학에서는 기(氣)가 막히면 죽는다고 생각한다.

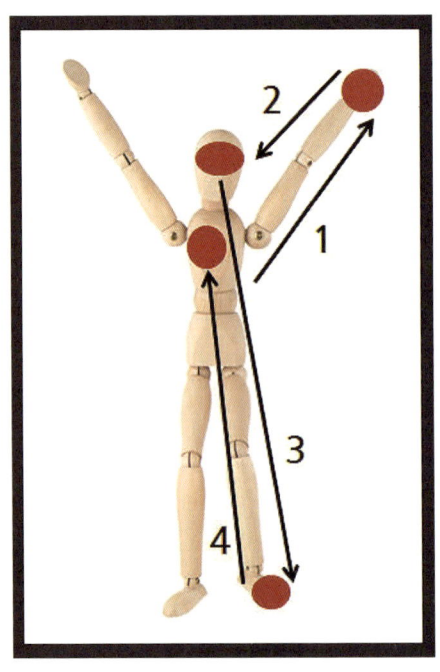

경락은 길이다

동양의학 관점에서 몸은 경락(經絡)의 큰 틀로 이루어졌다고 생각한다. 특히 침술을 이해함에 있어 경락의 이해 없이는 설명이 불가능하다.

나는 경락(經絡)을 이렇게 설명한다. 경락 흐름을 이해하기 위해 만세 부르는 모습으로 두 팔을 번쩍 들면, 경락(經絡)의 설명과 이해가 빠르고 쉽다고.

정면에서 보았을 때 가슴 – 손 – 머리 – 다리 – 가슴으로 이어지는 세로 선이 경(經)이고, 경(經)끼리 이어지는 가로선이 락(絡)이다. 락(絡)은 잇는다는 의미다. 몸의 세로로 흐르는 선인 경(經)을 이은 가로선이 락(絡)인 것이다.

경락(經絡)은 몸의 세로와 가로를 잇는 선이라는 관점이 동양의학의 경락(經絡)관이다. 다만 눈에 보이지 않는 형이상학적인 개념으로서 존재한다고 인식할 뿐이다.

경락(經絡) 이해를 돕기 위해 고속도로를 예로 들어 보자. 서울과 부산을 잇는 경부고속도로와 서울과 목포를 잇는 서해안고속도로는 국토의 세로로 달리는 고속도로이기에 경(經)에 비유할 수 있다. 인천과 강릉을 연결하는 영동고속도로는 국토의 가로로 달리는 고속도로이기에 락(絡)에 비유할 수 있다.

경락마사지나 경혈지압 혹은 침·뜸으로 내 건강을 지키려고 해도 도무지 알 수 없는 용어의 어려움 때문에 배우기가 어렵다. 실제 많은 경락 그림을 보아도 만세 부르는 그림으로 설명하기보다는 손을 내린 상태로 경락 그림을 보여주기 때문에 가뜩이나 낯선 경락용어를 이해하는데 어려움을 가중 시키고 있다.

생각을 조금만 바꿔 만세 부르는 모습을 생각하면, 경락은 훨씬 쉽게 이해할 수 있다.

경락은 몇 개로 이루어져 있을까? 이 부분도 상식으로 접근하면 쉽다. 1년은 12달인 것처럼 경락도 12개로 구성되어 있다. 손으로 6개의 경락, 다리로 6개의 경락이다. 그리고 손과 다리에 있는 경락들은 각각의 장부에 배속되어 가슴 – 손 – 머리 – 다리 – 가슴으로 흐르는 것이다.

여기서 잠깐 팁으로 내가 음양오행의 속성을 공부한 방법을 알려 드리겠다. 나는 주역과 함께 사주팔자(四柱八字)로 지칭되는 사주명리학의 기본 개념을 통해 동양의학에서 사용되는 난해한 용어를 쉽게 이해할 수 있었다. 음양, 오행, 12대운, 12신살의 개념 정리는 사주명리학이 일목요연하게 정리가 잘되어 있어 침술의서와 동양의서를 보는 데 큰 도움을 받았다.

동양학의 틀은 똑같아서 영역에 따라 쓰이는 용어만 다를 뿐 개념은 같은 것이라고 생각한다.

경락(經絡)의 개념을 정리하면, 경락(經絡)은 우리 몸을 흐르는 하나의 시스템으로서 덥고 추운 한열(寒熱)이 반복되는 계절의 변화에 순응하면 경락 소통이 잘되어 건강한 것이고, 순응하지 못하면 경락 소통이 원활하지 못해 병(病)이 오는 것이다.

몸이 쇠약해지면 덥고 추워지는 한열의 변화에 적응을 못하게 된다. 나이 드신 어른들이 계절이 바뀌는 환절기(換節期)에 많이 돌아가시는 이유 중의 하나도 경락 소통이 원활하지 못하기 때문이다.

건강한 몸을 유지하기 위해 환절기에는 늘 경락 소통에 관심을 두어야 할 것이다.

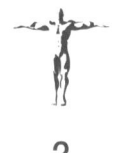

## 2

## 간이 안 좋으면
## 태충(太衝)혈(穴)을 쓴다

눈이 왔다.

보기 좋을 만큼 걷기 좋을 만큼 눈이 왔다. 그래서 세종시 오봉산에 올랐다. 산 중턱부터 임도(林道)를 따라 홀로 걸었다. 사람이 밟고 지나간 눈길이 아닌 밟지 않은 눈밭을 나의 흔적을 남기며 걸었다.

'코딩'을 배우고 싶었다.
내 아이디어를 내 손으로 실현하고 싶기 때문이다. '멋쟁이 사자처럼'의 대표이사가 한 강의를 핸드폰을 통해 보았다. 그는 컴퓨터 비전공자들도 프로그래밍 기초 지식을 배워 자신만의 웹서비스를 만들어 이를 통해 꿈을 실천할 수 있도록 돕고 있다.

인문학 전공자들도 코딩을 배워 그들의 지식과 지혜를 보여줬으면 한다고 했다. 그는 동양의 도덕과 문화, 서양의 발달한 기술 접목을 주창했던 동도서기(東道西器)를 실천하는 사람이다. 컴퓨터 기술적 장벽 때문에 자신의 뜻을 펼치지 못하는 컴퓨터 비전공자들을 도와주고 있는 용

감한 사람이다.

내가 코딩을 배우고 싶은 이유는 예부터 생활 통증을 다스리는데 사용했던 경락과 경혈, 침술 이야기를 코딩으로 만든 컴퓨터 프로그램으로 건강에 관심 있고 침술을 배우고 싶은 사람들에게 쉽게 알려 주고 싶기 때문이다.

전화를 한 통 받았다.
침술에 관한 지식을 판매하는 '경락경혈 이야기'를 보기 위해 결제를 했는데 동영상이 구현되지 않는다는 전화였다.

'경락경혈 이야기'는 내가 만든 사이트다. 나름 인터넷을 이용한 강의 시스템인데 운영이 잘 되지 않아 잊고 있었다.

대신 책을 쓰고 있고, 혈자리를 배우고 싶어 하는 사람을 대상으로 소규모 그룹을 만들어 혈자리 강의를 하고 있다. ppt를 만들어 빔을 이용해 대중 강의도 하고 있지만, 배우고 싶은 사람에게 비용을 받고 카톡을 이용해 핸드폰을 보면서 강의를 하면 강의할 맛이 난다. 역시 강의는 무료보다는 돈 받고 강의해야 집중도가 크다.

물론 코딩 기술을 배우는 것도 좋지만, 내가 할 수 있는 스마트폰과 카톡을 활용한 소규모의 강의도 기대 이상의 효과를 보여 주고 있다.

지금 '경락경혈 이야기' 사이트의 콘텐츠는 내려져 있다. 좋은 경험이었지만, 현실적인 어려움이 있었다. 그곳에는 아직도 침을 다루는 방법에 관한 동영상이 남아 있다. 침술을 배워 보고 싶은 사람 누구나 볼 수 있도록 남겨뒀다. 언젠가는 이 사이트의 내부 인테리어를 제대로 꾸미는 날이 오기를 희망하면서 폐쇄하지 않았다.

가끔은 침돌이가 가상 인물이 아니냐는 질문을 받는다. 침돌이는 내 아들의 별명이다. 침돌이는 지금 침꾼으로 키워지고 있다. 어지가 아닌 자연스럽게 침을 배우며 쓰고 있다. 아직 침술 응용력은 없지만 시키는 대로 침은 잘 놓는다. 혈자리 이야기는 침돌이와 내가 경험한 삶의 이야기며 그것을 바탕으로 글을 쓰고 있다.

아무래도 간(肝)과 맺어진 인연 때문에 간 경락과 관련된 태충(太衝)혈자리 이야기를 침돌이가 묻는다.

－아빠! 간(肝)에 문제가 있다면 뱃속의 간과 연결된 간 경락(經絡)을 다스려야 할 텐데, 간 경락은 어떻게 흘러가고 있나요?

"경락을 이야기할 때, 유주(流注)라는 표현을 해. 즉 물 흐름에 빗댄 거지. 물 흐름이 막혀 버리면 수로(水路)가 고장 나듯이 경락유주(經絡流注)가 막혀 버리면 몸에 병이 나는 거란다. 강물이 너무 넘치면 홍수고, 물이 없어 바닥이 보이면 가뭄과 같은 거지."

－그럴 때는 어떻게 해야 하죠?

"몸이 조금 이상하다는 징조가 있을 때, 우선 간 경락에 있는 혈(穴) 자리를 가지고 다스리면 되는 거야. 경락이라는 강이 넘치겠다 싶으면 미리 혈자리를 통해 물을 빼는 거고, 가물겠다 싶으면 혈자리를 통해 물을 넣어주면 되는 거지.

옛말에 이르길 좋은 임금은 치수(治水)를 잘해야 한다고 했거든. 치수를 잘하려면 강물 길을 알아야 하듯이 건강하게 살기 위해서는 경락 길을 알면 되는 거야. 내 몸의 주인인 본인이 경락이 지나는 길을 알면 되는 거란다. 간 경락도 지나는 길을 알면 되는 거야."

- 간 경락의 발원지는 어디이고 또 어떻게 흘러가나요?

"간 경락은 엄지발가락 바깥쪽에서 출발해 엄지와 두 번째 발가락 사이를 지나 복숭아뼈 앞을 거쳐 무릎 안쪽으로 올라간다는구나. 그리고 허벅다리 안쪽 가운데로 올라가 아랫배를 타고 위쪽으로 올라간 후 옆구리 갈비뼈에서 끝이 나는 경락 길이지."

- 그런데 간 경락을 다스리는 혈자리는 한두 개가 아니잖아요?

"한두 개가 아니지. 댐에 수문(水門)이 한두 개가 아니고 강에 지류(支流)가 한두 개가 아닌 것과 같은 거야. 수문도 중요한 수문이 있고 지류(支流)도 중요한 지류(支流)가 있듯이 간 경락의 혈자리도 중요한 혈이 몇 개 있지. 그중 하나가 태충(太衝)혈이란다."

- 중요한 혈자리의 기준은 뭐죠?

"경혈학 책에서는 혈자리 중요성의 원칙이 있어. 그러나 아주 가는 침을 쓰는 아빠의 입장에서는 조금 다르게 생각하지. 혈자리 중요성 기준은 첫 번째가 혈자리가 쓰기 쉬운 곳에 위치해 있어야 한다는 것이고, 둘째는 동양 의서에서 전하는 의미에 부합해야 한다는 거야. 거기에 맞는 혈자리가 태충(太衝)혈이란다."

- 왜죠?

"태충(太衝)혈은 발등에 있기 때문에 찾기 쉽고 쓰기 좋은데 위치해 있거든. 경혈학에서는 태충혈은 원혈(原穴)이기에 장부의 원기(原氣)를 회복시켜준다고 하지. 태충(太衝)의 혈 이름은 '태(太)는 크다, 충(衝)은 요충지'란 뜻으로 간과 관련된 원기(原氣)를 회복시켜주면서 긴장된 몸과 근육을 이완시켜주는 중요한 요충지가 되는 혈이야. 늘 쓰면 좋은 혈중의 하나이지."

- 그렇군요. 간이 피로하거나 긴장된 몸을 풀어줄 때는 태충(太衝)에 침을 쓰면 되는 거군요.

"맞아. 앉아서 눌러주거나 침을 쓰면 내 몸에 좋은 혈자리란다. 불가(佛家)에서는 무유정법(無有定法)이라 했다. 특별히 정해진 법(法)은 없다는 거지. 간 경락의 태충혈자리도 무유정법(無有定法)이라고 생각해. 내 몸이 피로하거나 긴장된 몸과 근육을 풀어주기 위해 간 경락의 혈자리를 선택해 사용하면 되지 않을까 싶다."

– 태충혈은 어디에 있고 어떻게 찾죠?

"태충은 발등에 있다. 엄지발가락과 둘째 발가락의 나누어진 뼈 사이에 있어. 손가락으로 눌러 올라가면 걸리는 곳에 있어."

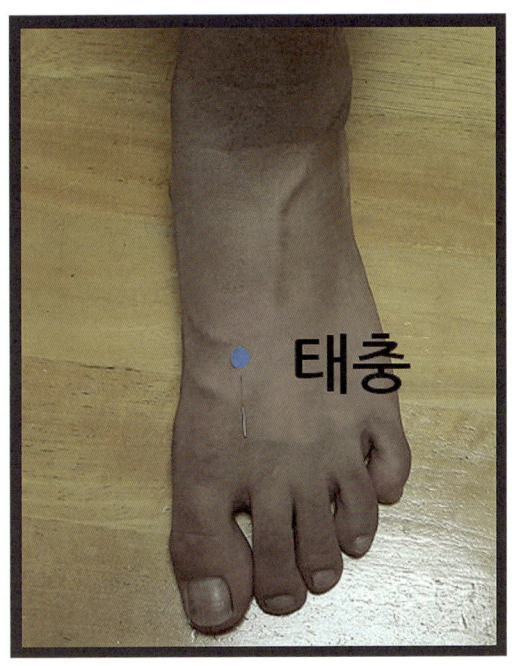

태충혈

– 어떤 질환일 때 사용할 수 있나요?

"간과 관련된 질환은 물론 엄지발가락 통증, 발등 통증 및 여성의 월경통에 많이 쓰는 혈이란다. 침은 곧게 세워 1~2cm 정도 놓으면 되는 거야."

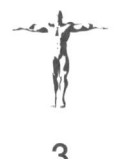

## 3
### 교통사고 당한 침돌이에게 쓴 양릉천(陽陵泉)혈

승원이 아빠시죠? 라고 물어오는 전화가 나는 무섭다. 그 전화를 받고 온전히 넘어간 경우가 없기 때문이다. 사고(事故)가 났을 때 내가 듣는 멘트다.

사고라 하면 싸우는 거라 생각하겠지만, 침돌이 성격은 밝기 때문에 누구와 싸우고 다니지 않는다. 병원에 갈 정도로 크게 다친 것을 나는 사고(事故)라 말한다. 침돌이의 큰 사고는 두 번 있었다. 초등학교 때와 중학교 때다.

초등학교 시절에 동네 놀이터에서 놀다가 오른쪽 앞니가 빠져버린 것이 첫 번째 사고였다. 나는 앞니가 그렇게 쉽게 빠진다는 것을 그때 처음 알았다. 이해가 가지 않았지만 앞니가 빠진 것은 부인할 수 없는 사실이었다.

더 기가 막힌 것은 놀이터에 있던 분이 떨어진 앞니를 챙겨 주어 치과에 가지고 갔더니 다시 빠진 자리에 끼워 넣어 지금도 잘 사용하고 있다는 것이다. 언뜻 보면 구분이 잘 안 되지만 자세히 보면 침돌이 우측 앞니는 약간 검은색을 띠고 있다. 침돌이는 사과 먹을 때 앞니를 사용해 베어 먹지 않는다.

중학교 시절의 사고는 교통사고였다. 침돌이의 사고 발생지는 역시 이번에도 놀이터였다. 자전거를 타고 가다 주차해있던 자동차 운전석에서 갑자기 60대 후반의 운전자가 나오는 바람에 침돌이의 오른쪽 다리가 운전석 도어 각진 모서리에 찍혀 버린 거였다.

상처가 심했다. 상처의 길이도 길었지만, 문제는 깊이였다. 뼈가 보일 정도로 상처가 깊었다. 앰뷸런스에 태워 접합을 전문으로 하는 병원에 가는 동안 속이 무척 아팠다.

취학 전 암 진단을 받고 치료를 위해 서울에 있는 대학병원에 갈 때도 앰뷸런스를 타고 갔다. 그때의 기억이 떠올랐다. 솔직히 가해자인 운전자가 미웠다.

항암을 하면서 침돌이를 자전거에 태우고 다녔다. 그때 해주었던 말이 이것이었다. 돈이 아무리 많이 있어도 건강은 살 수가 없기에 항암이 끝나 퇴원 후에도 침·뜸으로 몸을 지켜야 한다는 것이었다.

침돌이 배에는 항암 수술에 따른 개복 수술의 흔적이 남아 있다. 이 상처를 보면 마음이 아프다. 그러나 침돌이는 수술 상처를 받아들여야만 했다. 그 상처를 받아들이게 하는 방법으로 나는 일부러 대중목욕탕을 데리고 다녔다. 그리고 움츠리지 말라고 얘기했다.

배에는 수술의 상처 등에는 뜸의 상처가 침돌이에게는 있다. 배의 상처는 침돌이가 살기 위해서 만들어진 상처였고, 등의 상처는 건강하기 위해 있는 상처이기에 창피한 것이 아니라고 말했다. 처음에는 주눅이 들었던 침돌이었지만, 어느 순간 어깨를 펴고 다녔고 목욕탕에서 친구를 만나면 인사하고 친구와 함께 탕 속에서 놀기까지 했다.

침돌이의 상처는 의사 말대로 근육이 지저분하게 찢어진 상태였다. 그래서인지 몰라도 상처 아무는 데도 지저분하게 오래 걸렸다. 침돌이는 침 맞는 것에 대한 두려움이 없다. 상처를 꿰맨 후 그날 저녁때부터 다리에 있는 혈자리 두 곳에 침을 놓기 시작했다. 족삼리혈과 양릉천혈이다.

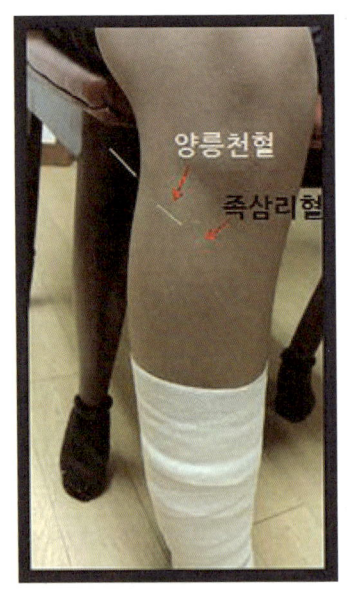

교통사고 당시 사용한 양릉천과 족삼리

양릉천혈은 근회(筋會)혈이다. 근회(筋會)혈이 무엇이던가. 신체의 근육과 관련된 질환에는 필수적으로 쓰는 혈이 아니던가. 하지마비나 근육경련 등에 무조건 쓰는 혈이다. 근육이 자동차 도어에 지저분하게 찢겼으니 말해 무엇하겠는가.

침돌이가 묻는다.

- 양릉천 혈은 어디에 있나요?

"무릎의 바깥쪽에 있어. 무릎 밑 바깥쪽을 만져보면 콩알만 한 뼈가 만져지는데, 그 뼈 앞쪽 아래를 눌러보면 쏙 들어간 곳이지. 족삼리 보다는 약간 위쪽에 있다는구나."

- 주로 어디가 아플 때 쓰나요?

"무릎 통증과 함께 다리 근육과 관련된 경련 등 근육 질환의 필수혈이지. 침을 놓을 때는 곧게 세워 놓거나 아래쪽으로 45도 기울여서 1~2cm 정도 근육위에 놓으면 되는 거야."

양릉천과 함께 사용한 족삼

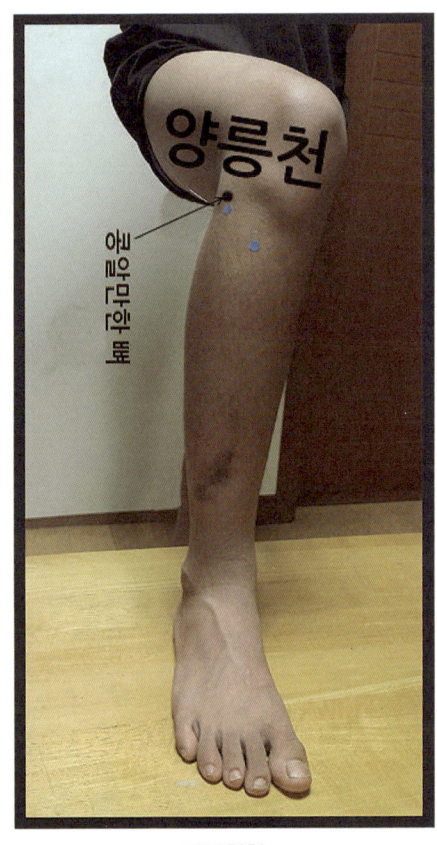

**양릉천혈**

리혈은 다리에 있으면서 만병통치혈이라 할 정도로 쓰임새가 많은 혈이다. 다리에 힘이 떨어졌을 때 기운을 회복시키기 위해 쓰는 혈이기도 하다. 다친 다리를 튼튼하게 하기 위해서 썼던 혈자리였다. 잘 걷게 하기 위해 족삼리혈을 사용했고 찢어진 근육을 회복시키기 위해 양릉천혈을 썼던 것이다.

보험회사에서는 성인이 되어 다리 성형수술을 원하면 병원비를 지원해 주겠다고 약속을 했다. 침돌이에게 물었다. 성인이 되어 다리 성형수술을 하고 싶냐고. 1초의 망설임도 없이 말한다. 싫다고. 역시 내 아들이다. 침꾼의 아들이다.

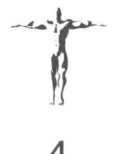

# 4
## 목덜미 통증에는
## 천주(天柱)혈

기둥은 무엇일까?
어떤 물건을 밑에서 곧게 받치거나 버티게 하는 나무이다. 집안에도 기둥은 있다. 집안 전체를 이끌며 의지할 만한 사람을 집안의 기둥이라 하지 않던가.
그만큼 기둥은 모든 것의 기본 뼈대가 되는 중요한 것을 지칭한다.

몸과 머리에도 기둥이 있다.
몸의 기둥인 신주(身柱)혈과 머리의 기둥인 천주(天柱)혈이다. 신주혈은 등 뒤에 있는 혈자리고, 천주혈은 뒷머리에 있는 혈자리다. 천주혈은 혼자서도 쉽게 사용할 수 있는 혈자리며 내가 상용(常用)하는 혈이다.

천주(天柱), 하늘 천(天) 기둥 주(柱)다.

신체에 있어 머리는 무엇이던가?

머리는 하늘이며, 머릿속에는 뇌가 들어 있어 골수의 바다이다. 온갖 세상일에 신경을 쓰다 보면 머리가 어지러워진다. 골짜기에서 바람 불 듯 정신 못 차리는 일들이 많으면 많을수록 겹겹이 골이진 내 머릿속의 뇌는 골치 아파지며 혈압이 올라 목덜미가 뻐근해진다.

열(熱)이 극에 달해 뇌에 바람이 들면 머리에 중풍(中風)이 든 것이다. 중풍은 목 뒤를 타고 올라와 뒷머리 베개 닿는 곳에 있는 뇌의 문인 뇌호(腦戶)로 들어온다. 중풍 온 사람치고 목덜미가 아프지 않았던 사람은 없다. 텔레비전 드라마에서 중풍으로 쓰러지는 사람들을 보면, 뒷덜미 목을 잡고 쓰러지지 않던가. 중풍이 가는 길은 목덜미에 있다.

목은 기둥이다. 기둥이 약하면 지붕을 지탱할 수 없다. 머리를 지지해줄 수 없다. 그렇다고 목의 둘레를 두껍게 늘리자는 것이 아니다. 목덜미가 두껍고 딱딱해지면 오히려 건강의 적신호를 알리는 것이다.

목을 부드럽게 만들면 만들수록 머리 아픈 두통과 전신의 컨디션은 좋아진다. 몸은 가벼워야 되고 머리는 맑아야 한다. 머리가 무겁고 몸이 무거운 스트레스를 받고 있는 상태로 살아가다 보면 반갑지 않은 손님인 풍(風)이 찾아올 수도 있다.

풍(風)이 가는 길목에 있는 천주(天柱)혈로 풍이 올라오지 못하도록 늘 차단시켜 보자. 스트레스를 받을 때마다 천주혈을 써보자. 예방만큼 좋은 선택이 어디 있겠는가.

침돌이가 묻는다.

- 천주(天柱)는 어떻게 찾죠?

"뒷목의 한가운데에는 홈이 파진 것 같이 쏙 들어간 곳이 있어. 이곳에서 좌우 양쪽으로 굵은 근육이 목을 지탱해주지. 천주혈은 뒷목의 쏙 들어간 곳에서 좌우로 약 2cm 떨어진 근육 위에 있단다. 뒷 머리털이 난 곳이지."

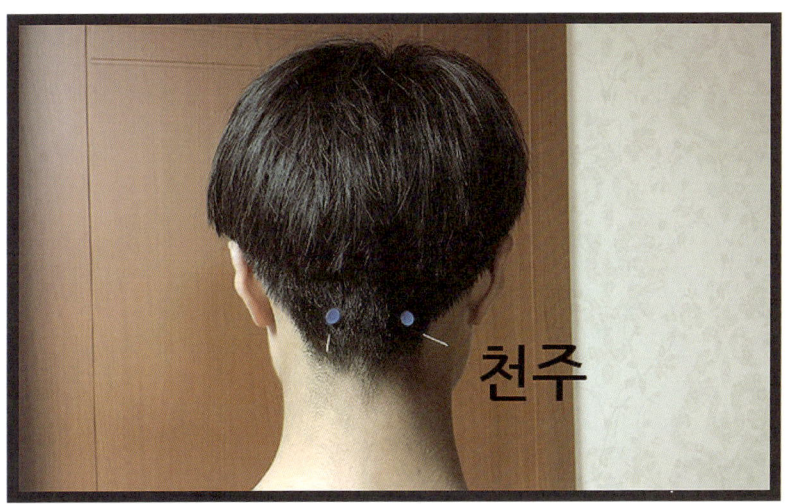

천주혈

- 어느 때 사용하나요?

"뒷머리가 아픈 후두통과 목덜미 통증에 쓰지. 피곤하면 뒷목이 당길 때 늘 침을 꽂고 일을 할 정도로 자주 쓰는 혈이야."

–침을 꽂은 상태로 일을 한다고요?

"움직이는 것도 아니고 책상에 앉아서 일을 할 때는 처음에는 낯설지만, 익숙해지면 얼마나 머리가 개운한대. 침을 놓을 때는 곧게 세우거나 45도 정도 기울여서 아래쪽으로 1cm 정도 놓지."

내게 가장 큰 기둥은 가족이다. 힘들고 지칠 때마다 내 몸을 기댈 수 있어 좋다. 기둥의 크기와 위치는 조금 다를 수 있겠지만, 가족들은 집안에 있는 사랑스러운 기둥들이다.

천주혈(天柱穴)은 머리 뒤쪽에 있다. 내 머리를 떠받치는 이 기둥을 가족처럼 사랑해보는 것은 어떨까 싶다.

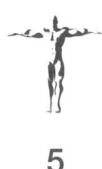

# 5

## 체했는지 토하고 설사하고 죽겠슈
### - 족삼리(足三里)혈

스마트폰을 꺼놓고 잔다.

오래전 새벽 2시에 전화가 온 이후부터였다. 내게 전화를 한 사람은 친구였다. 술을 과하게 먹은 후 파출소에서 전화를 한 것이다. 그러나 나는 촌에 살고 있었기 때문에 갈 수가 없었다. 가지 못해 미안한 마음은 있었지만 놀란 마음이 더 컸다.

그 일이 있은 후부터 스마트폰을 끄고 잔다.

아침에 스마트폰을 켰다.

카톡으로 '보이스톡'과 '부재중'전화가 찍혀 있었다. 보낸 이는 터키에 있는 강사 선생이었다. 한 시간 후, 그로부터 다시 카톡이 왔다. '체했는지 토하고 설사하고 죽겠슈'와 '물만 마셔도 쏟아져요'라는 메시지였다.

그는 산업교육을 하는 교육 강사다. 출국 일주일 전에 잠시 만나 한 달 일정으로 터키에 가서 산업체 교육 강의를 할 것이라는 얘기를 듣고 신기하고 부러웠다. 터키어를 잘하냐고 물었더니 한국말 잘하는 터키 사람이 강의를 듣고 통역을 해준다고 했다. 그는 한 달 일정으로 다녀온 후 다시 3개월 일정이 잡혀있다.

시골에 사는 촌사람으로서 외국에 나가 장기 일정으로 강의한다는 것에도 놀랐지만, 마음 한구석에서는 그가 많이 부러웠다. 물론 일 때문에 터키로 출국하는 것이었지만, 외국에 나가는 것은 여행 아니던가. 나는 그렇게 생각한다.

혈자리 이야기를 통해 침술을 말하고 보여주는 내게, 만일 누군가가 외국으로 나와 강의하라고 불러준다면 나는 어떻게 할 것인가. 만사 제치고 가방에 침 한 박스 넣고 나갈 것이다.

페이스북을 통해 그의 근황을 보고는 있었다. 교육생들의 적극적인 참여로 인해 진행이 수월했고, 두 번째 맞는 주말에는 갈라타 타워, 루멜리 요새, 블루 모스크 등의 사진을 올려놓아 내 눈은 그와 함께 터키를 여행하고 있었다.

그랬던 그가 뱃속이 탈이 났다고 내게 연락을 해온 거였다. 지인들이 가끔 해외 출국 후 복통이 났다고 연락해온 일이 종종 있어 이런 일에 당황하지는 않지만, 혈자리를 전혀 모르는 그의 도움 요청은 그가 쉽게 쓸 수 있는 혈자리가 어떤 것인가를 고민하게 했다.

우선 토하고 설사하는 복통을 다스릴 수 있는 혈자리를 손과 다리에서 선택했다. 다리에서는 족삼리, 상거허, 손에서는 곡지와 합곡혈을 골랐다. 가장 많은 혈자리 이미지를 가지고 있는 포털은 구글이다. 구글에서는 혈 이름만 알고 있으면 검색을 통해 많은 혈 이미지를 찾아볼 수 있다. 가끔은 너무 많아 혼란스러울 정도다.

복통을 다스리는 혈자리를 선택함에 있어 나름의 원칙을 적용했다. 배를 중심으로 손과 다리에 있는 혈자리를 선택한 것이다. 음양의 원칙에 맞게 수족(手足)이라는 음양 짝꿍에 맞춘 거였다.

혈자리 이미지 선택에 있어서도 음양 짝꿍의 법칙을 따랐다. 혈자리에 뼈 있는 그림과 뼈 없는 그림을 조합해서 만들었다.

생각해봐라. 손과 다리에 있는 혈자리를 나는 쉽게 찾아낼 수 있지만, 그는 경락과 혈자리에 대해 내게 강의를 들었던 적이 없었다. 다만 토하고 설사하는 생활 통증인 복통 때문에 내게 혈자리를 물어온 것이다.

혈자리는 대개 뼈 밑이나 뼈 사이, 혹은 뼈 근처 움푹 들어간 곳에 위치해 있다. 그래서 혈자리 그림을 보낼 때 나름의 원칙으로 각 혈자리마다 뼈 있는 그림과 뼈 없는 그림을 한 쌍으로 만들어 보낸 것이다. 혈자리 그림의 음양 조화였다.

이미지 그림을 보낸 직후 '얼마나 눌러야 해요'라는 질문이 바로 떴다.

나는 침꾼이다. 토하고 설사하는 복통에 혈자리를 누르기보다 가는 침을 바로 놓는 것에 익숙한 사람이다. 나는 침을 맞는 경우 20~30분 정도 맞는데 갑자기 '얼마나 눌러야 하나요'에 대한 질문이 곧바로 뜨니 대략 난감이었다.

사실 혈자리를 누르는 지압은 거의 해본 적이 없다. 잠시 생각한 후, 5~10초 동안 강한 자극을 주라고 톡을 띄웠다.

침술이나 지압은 혈자리 자극이다. 침술(鍼術)은 혈자리에 침을 놓는 것이고, 지압(指壓)은 혈자리를 손가락으로 누르는 것이다.

나와 그의 차이는 이것이다. 나는 침과 혈자리에 익숙할 뿐이고 그는 낯설 뿐이다. 나는 혼자서도 침을 놓으면서 침맛을 알 뿐이고, 그는 침맛을 모를 뿐이다. 이번 기회에 그가 복통을 다스리는 혈자리 손맛을 느끼길 바랄 뿐이었다.

그는 집 떠나 타국에서 장기간의 일정을 보내는 기거(起居)의 불안과 익숙하지 않은 음식으로 인해 배에 탈이 난 것 같았다.

족삼리(足三里)혈은 무릎 밑 정강이에 있다. 혈자리가 다리에 있으면서 배의 상중하 세 곳의 문제를 다스린다고 해 '다리 족(足), 석 삼(三), 다스릴 리(里)'를 붙여 족삼리(足三里)라 부른다.(里와 理는 통용된다)

예부터 족삼리혈은 만병을 다스린다고 했다. 혈자리 위치가 혼자서도 침을 놓을 수 있는 다리에 있기 때문에 사람들에게 족삼리 애용을 권장하고 있다. 이 혈은 거의 모든 질환에 늘 사용하는 대표적 상용혈 중의 하나이다. 뜸을 뜨면 무병장수한다는 혈이기도 하다.

침돌이가 족삼리혈에 대해 묻는다.

- 족삼리혈은 어디에 있죠?

"무릎 정강이뼈 바깥쪽에 있어. 침을 놓을 때는 편한 자세로 앉거나 다리를 편 상태에서 정강이뼈 앞면을 손가락으로 밀고 올라가면 손가락이 걸리는 곳이 있다. 그곳에서 바깥쪽으로 약 1촌(寸-엄지손가락 좌우 넓이) 되는 근육 사이에 있고 누르면 압통이 있지."

- 주로 어느 때 사용하나요?

"소화기 전반의 질환, 복통, 설사, 식욕부진등과 무릎이 아플 때 쓰는 혈이란다. 침을 놓을 때는 침을 곧게 세우거나 아래쪽을 향해 45도 기울여서 1~2cm 정도 놓는 거야. 그리고 아빠는 족

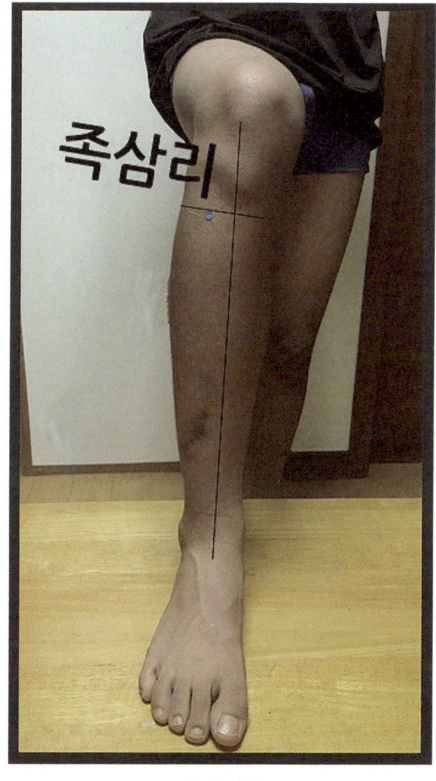

**족삼리혈**

삼리혈을 가지고 셀프침술을 연습하는 혈로 사용하라고 해."

- 왜죠?

"모든 피로를 회복시켜주는 혈이기 때문이야."

그가 귀국 후 내게 토하고 설사를 다스릴 수 있는 혈자리를 가르쳐달라고 물어 온다면 나는 이렇게 말하려 한다. 카톡 받고 나서 가르쳐 줄 준비를 하고 있었다고.

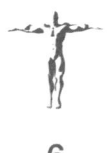

## 6
## 두통의 단골손님
## 백회(百會穴)혈

백해무익(百害無益).

모두 해롭기만 하고 이로울 것이 없다는 말이다. 백(百)은 단순히 숫자 의미로 '백 개'를 나타내기도 하지만, 또 다른 의미로 '여러, 모두, 모든'의 뜻을 가지고 있다. 회(會)는 '모인다'라는 뜻이다. 그래서 백회(百會)는 '모두 모인다'는 뜻을 가지고 있는 혈자리 이름이다.

무엇이 모인다는 것일까.

머리 중앙부에 있는 백회(百會)혈은 머리와 소통하는 양경락(陽經絡)의 기운들이 모두 이곳에서 모인다는 것이다. 하늘은 높고, 머리도 인체의 높은 곳에 있으며, 백회(百會)혈은 머리의 꼭대기에 있다. 가장 높은 곳에 있는 백회혈 밑으로 많은 혈자리들은 산재해있다. 백회혈은 머리에 있는 모든 혈들의 우두머리이며 별명도 있다. 영상(嶺上)이다.

영(嶺)은 무엇인가.

영(嶺)은 고갯길이다. 높은 산봉우리와 봉우리 사이에 있는 영(嶺)은 사람이 다닐 수 있는 유일한 통로이다. 큰 산맥들은 많은 영(嶺)들을 가지고 있다. 대표적으로 태백산맥은 대관령, 한계령, 진부령 등이 있으며, 이런 옛 고갯길들은 아름다운 사계절의 정취를 보여주고 있지만 사람이 걷기에는 너무 높은 곳에 있어 가기가 쉽지 않은 길이다.

큰 산맥들은 지역 간의 자연과 문화적 장벽을 이루는 경계이지만, 산맥을 가로지르는 영(嶺)은 타 지역 간의 경제, 문화 교류의 연결고리이며 만남의 장소이다. 백회혈은 서로 다른 양경락(陽經絡)들이 머리의 맨 꼭대기에서 만나 교류하는 장소이기에 영상(嶺上)이라는 별명을 가지고 있는 것이다.

머릿속에는 뇌가 있다. 뇌는 몸의 대통령이며 우두머리다. 정신적인 고통으로 파생되는 두통을 다스리는 데 있어 백회혈은 자주 쓰는 혈이다.

수험생이나 신경을 많이 쓰는 업(業)에 종사하는 사람들은 사지(四肢)는 멀쩡하지만 정신적으로 힘든 것보다 멀쩡한 정신에 사지가 조금 아픈 것이 더 나을 거라는 비교 불가능한 생각을 해보지 않았을까 추론해본다. 그만큼 정신적 고통으로 야기되는 두통은 무섭다.

백회혈에 뜸을 뜨는 것을 이상하게 보는 견해도 있다.

스트레스로 인해 혹은 열(熱) 때문에 머리가 뜨거운데, 백회에 뜸을 뜨는 것을 불이 있는 곳에 불을 더 지피는 가당치 않은 행위라고 말하는 것이다.

병리 의학 이론과 배치되는 것인지는 모르겠으나 평소에 두통을 호소하는 아버지께 치매 예방 차원과 두통을 다스리기 위해 매일 뜸을 떠 드렸다. 오랫동안 백회에 뜸 뜨기를 했더니 머리 아프시다는 얘기는 언제 들었는지 기억도 없다. 그리고 백회혈 근처에 있는 머리카락의 강도도 세졌다.

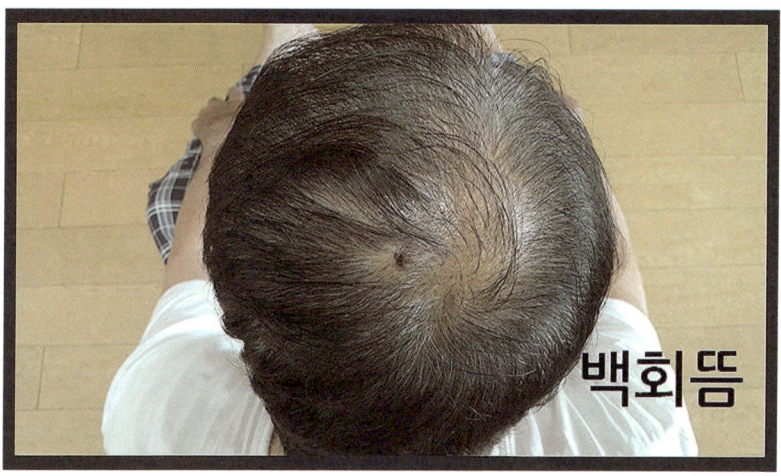

**뜸 뜨는 아버지의 백회혈**

항암이 끝난 침돌이에게 7년 동안 매일 뜸을 떠 주었다. 뜸을 떠 주었던 혈자리 중의 하나가 백회혈이다. 그 이유는 모든 양경락(陽經絡)의 우두머리는 독맥(督脈)이기 때문이었다. 독맥이 지나는 머리에 있는 백회(百會)혈에 침돌이 몸을 잘 돌봐 달라는 의미로 7년 동안 뜸을 뜬 것이었다. 침돌이 건강 회복을 바라는 아비가 할 수 있는 유일한 행위가 침, 뜸이었기 때문이다.

백회혈은 머리에 있지만 발바닥의 열(熱)과 엉덩이 항문 질환인 치질의 필수 혈자리라고 의서는 말한다. 극(極)과 극(極)은 통한다는 동양철학을 생각하며 인체에서도 가장 높은 곳과 가장 낮은 곳은 통하는가 보다.

난 침(鍼)의 효과를 믿는다. 침은 통증을 다스리는 결과로 말해준다. 그러나 침·뜸이 모든 질병을 다스릴 수 있다고 여기지는 않는다. 백회는 백병개치혈(百病皆治穴)이라 했다. 모든 병을 전부 다스릴 수 있는 혈자리라는 것이다. 막상 침을 놓아 보면 단혈(單穴)보다는 여러 개의 혈을 함께 사용하는 것이 생활 통증을 다스리는 데 있어 훨씬 효과적이라는 것을 경험해본다.

침돌이가 백회혈을 잡는 방법에 대해 묻는다.

- 백회(百會)혈은 어디에 있죠?

"머리 꼭대기에 있어. 간혹 가마자리를 백회라고 얘기하던데 가마자리는 아니란다. 만일 가마가 쌍가마면 어떻게 될까?
백회혈을 찾는 요령은 양쪽 귀의 상단과 상단을 연결시키는 선과 콧등과 뒷목을 잇는 선이 만나는 부분을 눌러보면 쏙 들어간 곳이란다."

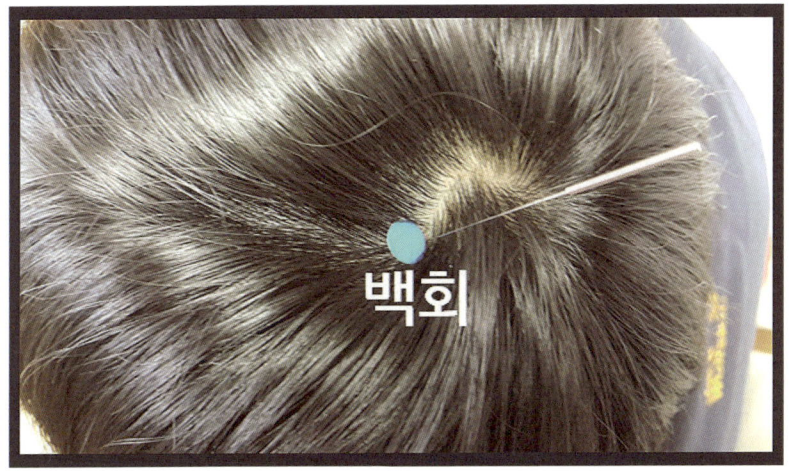

백회혈

－양쪽 귀를 잇는 선과 머리 가운데를 지나는 선이 만나는 곳이군요. 어느 때 많이 쓰나요?

"두통이지. 침 선생님은 중풍과 치매 예방에 직접 백회에 뜸을 뜨면 그것보다 좋은 것은 없다고 했지. 침 무서워하시고 뜸 싫어하시는 할아버지가 매일 같이 뜸 뜨는 것을 보면 뭐가 있긴 있는 거야. 침을 놓을 때는 완전히 눕혀서 머리 뒤쪽에서 앞쪽으로 약 1cm 정도 놓으면 되는 거란다."

난 이렇게 생각한다. 두통에는 백회혈을 음식의 양념처럼 두루 쓰는 혈자리라고. 머리 아플 때는 백회혈을 톡톡 두드리거나 침으로 자극을 주어 보자.
백회혈은 두통에 있어 모든 것을 이롭게 하고 해로움이 없는 백익무해(百益無害)한 혈이기 때문이다.

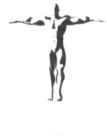

# 7

## 목덜미 통증, 거북이목 증후군과 대추(大椎)혈

후배와 함께 운동을 했다. 세월이 비켜 갈 것 같았던 후배의 머리는 마치 서리가 내린 것처럼 흰머리가 터를 잡고 있었다. 뒤에서 본 그의 목덜미는 그간 겪었던 마음고생들을 층층이 목에 쌓아 놓고 있어 두꺼워져 있었다.

그는 이제 사업에 대한 마인드와 방법을 바꾸어 좀 살만하다고 수다를 떨었다. 사업 경쟁이 심한 것이 사업가의 운명이지만, 후배는 요즘 마음을 비우고 일을 하고 있었다.

저렴한 가격으로 공격적인 출혈 경쟁을 유도하는 경쟁업체, 그것을 좋아하는 기존거래처, 눈앞에 벌어진 피 튀기는 전(錢)의 전쟁에서 경쟁업체의 영업전략을 쫓아가지 않는 그의 마음, 어찌 보면 무대포 같지만 그간의 사업 경험으로 보았을 때, 가격 내리기는 사업이 망하는 지름길이라는 것을 알고 있는 그였다. 그는 대안으로 자연과 함께하는 사업을 진행하고 있다.

역시 사업은 아무나 할 수 있는 일이 아니라는 것을 느낀다. 그는 차선책을 준비했던 것이다. 스트레스를 받지 않고 즐겁게 하는 사업으로 그는 산에 들어가 방법을 찾았다. 그는 현재 멋있는 나무꾼으로 변신 중이다.

목을 만져 보면 어느 정도의 스트레스를 받고 있는지 대강 가늠할 수 있다. 굳어 있거나 딱딱한 정도가 심하면 심할수록 머리 아픈 일을 많이 겪고 있거나 겪었다는 반증이다. 이럴 때는 어떻게 해야 할까.

대추(大椎)혈을 찾아 목덜미 통증을 다스려야 한다. 그럼 대추혈은 어디에 있고 무슨 뜻일까.

앉은 자세로 고개를 숙이면 목 뒤에 가장 높게 튀어나온 뼈가 목뼈 7번이다. 목 경(頸), 뼈 추(椎)를 붙여 목뼈는 경추(頸椎)라고 불린다. 경추를 찾다보면 사람에 따라 애매하게 튀어나온 뼈가 두 개인 경우도 있는데, 이럴 때 쓰는 방법이 도리도리(道理道理)이다.

선조들은 유아들의 교육과 운동방법으로 도리도리(道理道理)를 사용했다. 세상살이를 함에 있어 알아야 할 인생살이의 길인 도(道)와 이치(理)를 도리도리(道理道理) 하며 유아에게 가르쳤고, 더불어 목 운동을 시킴으로써 전신 건강 효과를 얻으려 했던 것이 아닌가 싶다.

목은 그만큼 중요한 부위이다.
목을 굽혀 튀어나온 뼈 옆에 손가락을 대고 도리도리(道理道理)를 했을 때, 뼈가 움직이면 경추(頸椎)이고 움직이지 않으면 흉추(胸椎)이다. 낙타 등처럼 높이 솟은 뼈가 경추(頸椎) 7번인데, 대추혈은 바로 그 밑에 있는 쏙 들어간 부위이다. 누르면 통증을 느낄 수도 있다.

'대(大)는 크고 중요한 것이며, 추(椎)는 척추'를 뜻한다. 머리는 크고 중요한 하늘 같은 신체 부위이다. 목덜미에 있는 대추혈은 무거운 머리를 평생 이고 살아가야 할 팔자를 가지고 태어난 뼈이다. 온갖 피곤을 짊어지고 살아가기에 별명도 백로(百勞)이다.

혈자리를 배움에 있어 혈자리의 이름과 별명의 의미만 파악해도 통증의 예방과 질병의 치료처로 혈자리 선택을 쉽게 할 수 있다. 그래서 백로(百勞)의 별명을 가지고 있는 대추(大椎)혈은 온갖 피로가 쌓이는 곳이기도 하지만 피로를 풀 수 있는 혈자리이기도 하다.

대추혈을 알아야 할 사람들은 거북이목 증후군으로 고생하는 사람들이다. 거북이 목 증후군은 잘못된 자세로 고개를 쑥 내밀고 컴퓨터나 스마트폰을 많이 하는 사람들에게 찾아오는 일종의 목덜미 통증이다. 예전에는 없었던 문명이기(文明利器)의 증후군이다.

목덜미 통증과 어깨 통증은 이웃사촌이다. 어깨 통증은 특별한 외부 충격을 제외하고는 과로로 인한 심신(心身)의 문제에서 발생된다고 전해진다. 과로 못지않게 마음 소관사항인 정신적 문제로 야기된 감정인 노기(怒氣)와 화(火)도 어깨 통증과 대추혈 부근의 목덜미 통증을 유발한다.

어떻게 하면 목덜미 통증과 어깨 통증을 줄일 수 있을까.

목덜미 통증을 다스릴 수 있는 많은 혈자리를 배워 사용하는 것도 방법일 수 있다. 그러나 그것은 주된 해결책이 아닌 차선책일 뿐이다.

삶의 이치와 법도에 맞게 사는 사람일수록 생활 통증인 목덜미 통증과 어깨 통증은 거의 없다. 대추혈 부근이 아플수록 내 몸에 찾아든 통증을 탓하기 전에 내 삶의 방식이 낮에는 일하고 밤에는 휴식을 취하는 자연의 이치에서 얼마나 벗어나있는지를 스스로 체크해보는 것이 우선이지 않을까 생각한다.

침돌이가 대추혈에 대해 물어 온다.

- 대추(大椎)혈은 어떻게 찾죠?

"뒷목을 숙이면 목의 아랫부분에 두드러지게 나온 뼈가 경추(頸椎) 7번이지. 그다음 뼈가 흉추(胸椎) 1번이란다. 대추혈은 경추 7번과 흉추 1번 뼈 사이지. 경추와 흉추의 구별법은 앞에서 얘기한 것처럼 도리도리로 구별할 수 있다는구나."

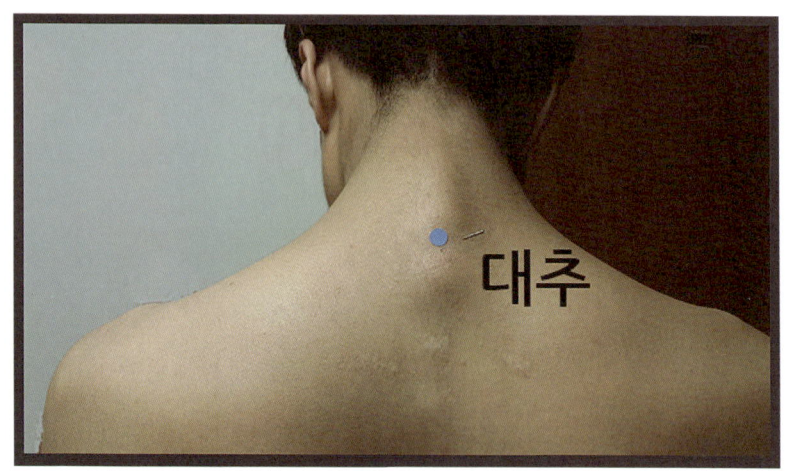

**대추혈**

- 어느 때 사용하나요?

"목덜미 통증이지. 또 열(熱)이 날 때 열을 떨어뜨리는 해열(解熱)이나 경항견비통(頸項肩臂痛) 즉 목덜미 통증, 어깨와 팔 통증을 다스리는데 대추(大椎)혈은 제격이란다. 침을 놓을 때는 곧게 세워 약 1cm 정도 놓는다."

도리도리는 유아나 어른이나 꼭 해야 하는 목 운동인 것 같다.

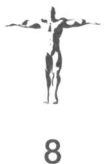

## 8
### 청소년 척추측만증, 침돌이도 예외는 아니었다

침돌이도 예외는 아니었다. 침돌이에게 청소년 척추측만증이 찾아왔다.

잘못된 자세로 인한 성장기의 청소년들에게 발견되는 척추측만증은 특별한 원인을 알 수 없는 경우가 다반사라 한다.

항암이 끝난 후 정기적으로 병원을 다니는 것이 부담스러웠지만, 암 경험자로서는 당연히 받아들여야 한다. 그런 결과 이번 정기검진에서는 뜻밖에도 X-레이 사진을 통해 휘어진 척추뼈를 확인할 수 있었다. 감사한 일이다.

침돌이는 암 수술과 항암치료가 끝난 지 벌써 7년이 넘었다. 그동안 다행스럽게 특이한 징후가 발견되지 않았고, 정기점진 받는 날의 간격도 2~3주에서 시작해 연 1회로 바뀌었다. 그래도 정기검진받기 며칠 전부터는 신경이 엄청 쓰인다.

병원에 가기 전 늘 듣고 싶은 말은 '이제는 병원에 오지 않아도 된다'라는 말이지만, 현실은 '내년에 또 오세요'라는 노(老) 교수님의 말씀만 듣고 돌아왔었다. 그런데 올해부터는 정기점진 주기가 1년이 아닌 2년으로 늘어나 후년에 병원에 가게 되었다. 너무 기뻤다.

그러나 좋은 일이 있으면 나쁜 일도 있는 법. 하루는 낮과 밤이 그냥 있는 것이 아니다. 교수님의 다음 멘트가 나를 때렸다.
침돌이의 척추가 많이 휘어져 있다는 말씀과 함께 2년 전 사진과 올해 찍은 사진을 같이 보여 주었다.

아뿔싸! 교수님은 작년 정기검진 날에도 지나가는 말로 척추가 조금 휘었다는 말을 해주었다. 그러나 나는 그 말을 귓등으로 듣고 말았던 것이다.

침돌이는 병원에서 퇴원한 후 주말에 한 번씩 침으로 등을 다스렸다. 오장육부를 풀어줘야겠다는 생각으로 몸을 돌봤던 것이다.
그러나 비교된 두 사진을 보는 순간 지금껏 척추가 휘는 것도 모르고 방치한 나의 불찰과 함께 침돌이에게 너무 미안했다.

돌이켜 생각해보니 척추를 손으로 만져볼 때마다 조금 이상하다는 것을 느끼긴 했지만, 이 정도까지일 줄은 몰랐다.

침돌이에게 척추측만증이 진행된 것이 2년 전이었으니 바로잡으려면 최소 1년 정도 침을 써야 할 것이라고 말했다. 침돌이도 본인의 휜 허리 사진을 보았기에 적극적인 자세를 보였다.

침돌이는 침에 대한 두려움은 없다. 이번에는 예방 차원의 침이 아닌 휘어진 척추를 바로 세워야 했기에 이틀에 한 번꼴로 몸을 다스리기로 했다. 다만 학교 등교 때문에 아침보다는 저녁에 하기로 했다.

과연 휘어진 척추가 침을 통해 원상태로 복귀될 수 있을까?

다행스럽게도 6주 후에 침돌이 척추를 만져 보니 변화를 감지할 수 있었다. 척추가 움직이기 시작한 것이다. 침돌이도 느낌이 좋다고 했다. 조금만 더 지속적으로 몸을 다스린다면 조만간 정상적으로 돌아올 것 같다는 희망적인 생각을 가져본다.

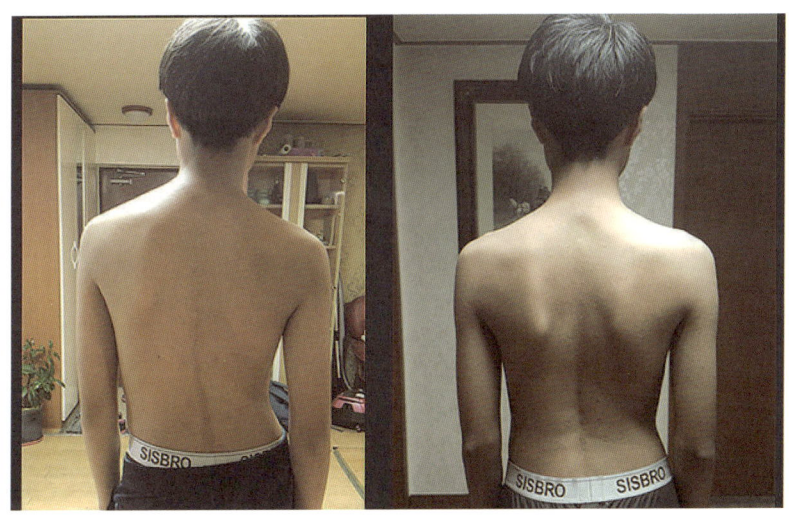

**척추측만증**

이제는 침돌이에게 경락과 경혈, 침술에 대해서 강설(講說)할 때가 된 것 같다.
침돌이에게 초등학교 때부터 침을 놓을 수 있게 가르쳤다. 그러나 지금부터는 본격적으로 경락과 혈자리가 무엇인지와 어느 때 어느 혈자리를 선택하는 침술을 배워야 할 때인 것 같다.

견문각지(見聞覺知). 침돌이는 항암을 하면서 침을 접했기 때문에 그동안 침의 효과를 눈으로 보았고, 척추측만증을 다스리면서 다시 한번 몸으로 깨달았을 것이다. 이제는 침술에 대해 귀로 듣고 머리에 넣어가며 알아야 할 때이다.

풀이 나오지 않도록 하기 위해 돌로 풀을 누른다 해도 풀은 옆으로 삐져 나온다. 오히려 뿌리만 더 강해질 수 있다.
살아가면서 누구나 병을 싫어하지만, 싫어한다고 병이 찾아오지 않는 것은 아니지 않는가.

병이 찾아오면 척추측만증처럼 묵혀둬서 힘들게 다스리기보다는 초기에 몸을 다스릴 수 있는 방법을 가르치는 것이 아버지가 아이에게 줄 수 있는 선물이다.

침돌이에게 침술은 특별한 것이 아닌 평범한 것이다. 무엇이든 평범해 진다는 것은 그것의 특성을 넘어서게 되면 평범해진다고 한다. 침돌이는 침술의 특성을 몸으로 체험(體驗)했기에 그리고 체득(體得)했기에 그에게 침술은 몸이 아플 때, 그것도 생활통증이 있을 때 쉽게 사용할 수 있는 평범한 도구가 되어버렸다.

척추측만증을 계기로 침돌이는 위침(爲鍼)이 아닌 여침(與鍼), 즉 침술을 위한 삶이 아닌 침술과 더불어 살아가는 삶을 살아갈 것이다.

누구든 생활통증을 다스리는 방법으로 혈자리 몇 개를 알고, 가는 침 사용법을 알고 있으면, 침술은 특별한 것이 아닌 누구나 평범하게 사용할 수 있는 평생지기 친구가 될 수 있지 않겠는가.

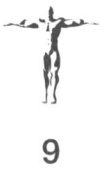

# 9
## 허리 아플 때 쓰는
## 신유(腎兪)혈

오랫동안 불편한 자세를 취했거나 혹은 알지 못하는 이유로 해서 허리가 아픈 경우가 있다. 이럴 경우에는 어떻게 대처해야 하나?

나도 명확하지 않은 이유로 허리가 아파 많이 고생했었다.
고등학교 때였다. 그 당시 하숙을 했었는데 가끔 수돗가에서 굽은 자세로 손빨래를 하곤 했었다. 삐끗한 느낌이 들며 허리 통증이 있었지만, 대수롭지 않게 여기며 그냥 넘어갔다.

만약 매일 같이 허리가 아파 생활하기가 어려웠다면 병원을 다녔거나 한의원을 찾아 치료했겠지만, 생활하는데 그다지 어려움을 느끼지 못해 지나쳐버렸다. 간혹 허리를 많이 쓰거나 불편한 자세를 취하면 통증이 있는 정도여서 그 때만 안일하게 대처했다. 허리를 풀어주면 통증은 없어졌기 때문이다. 그 허리를 가지고 군 제대까지 했다.

시간이 가면서 허리가 정상적이지 않다는 것을 인정했지만, 일상생활과

타협을 하면서 그럭저럭 버티며 지냈다. 지금이야 허리 아프면 신유(腎俞)혈자리에 침을 놓거나 뜸을 뜨면서 쉽게 대처할 수 있지만, 그 당시는 혈자리에 대해 아는 바가 전혀 없었기에 그냥 버티면서 살았다.

오래되다 보니 문제가 생겼다. 상처가 곪아 터지듯이 허리에 있는 디스크가 터져버린 거였다. 허리가 약하다는 것을 알고 있었기 때문에 허리 통증이 생기면 나름의 대처법도 있었다.

그중의 하나가 큰 베개를 오금 밑에 끼우고 누워있으면 통증이 완화되면서 잠을 잘 수 있었다. 그러나 디스크가 터졌을 때는 모든 것이 소용없었다. 허리를 뒤척일 수도 없었고 이리저리 굴러다니는 수면 습관 탓에 고정된 자세를 취하면서 잠을 이룰 수가 없었다. 너무 힘들어 병원에 가서 디스크 제거 수술을 받았다.

수술은 받았지만 허리 통증은 생활 통증이다.
생활하면서 많이 아픈 부위가 허리이며 지금도 과로를 하거나 신경을 많이 쓰면서 쉼 없이 오래 앉아 일을 하면 허리가 많이 아프다.

어디 나만 그런가. 모든 사람이 다 그럴 것이다. 수술

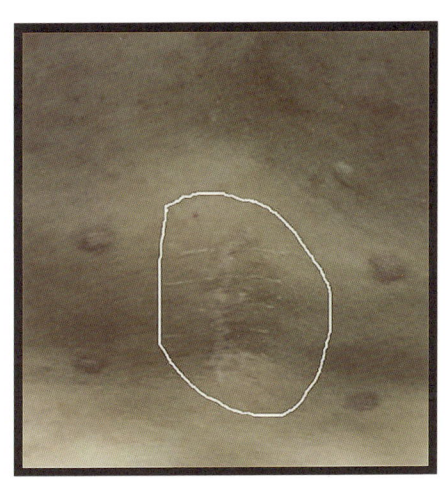

**허리 수술 흔적**

후 침술과 시절 인연이 닿아 침을 깊게 배웠고, 지금은 혈자리에 대해 글을 쓰고 강의도 하고 있다.

내가 침을 배우려 할 때, 맨 처음 침 선생님에게 물어본 질문이 허리가 아플 때는 어느 혈에 침을 놓느냐는 것이었다.

왜?

그것은 어머니 허리를 다스리기 위해서다. 어머니는 시골 분이다. 몇십 년 동안 허리를 굽혀 농사일을 했기에 허리가 굽어 있었다. 어디 그뿐인가. 허리뼈 사이에 있는 디스크가 돌출되어 있었다. 이상하게 허리 굽은 사람은 더 늙어 보인다. 어머니도 동년의 다른 분과 비교하면 더 나이 들어 보였다. 나는 바로 어머니의 허리 통증을 다스리기 위해 신유(腎兪)혈자리부터 썼다.

많은 사람들은 신유혈 하나로 허리 통증을 다스릴 수 있다고 생각한다.

물론 초기에는 가능할 수도 있다. 그러나 몇십 년 동안 농사일을 하신 어머니 허리나 고등학교 때 나의 무지(無知)로 허리 통증을 방치해서 생긴 내 허리 통증은 신유혈 하나로는 어림도 없다. 아팠던 기간도 생각해 봐야 한다. 어머니는 한 40년 정도 아프셨고 내 허리도 주인 잘못 만나 20년 동안 아팠다가 수술받은 지도 10년이 지났다.

나도 안다. 허리 통증을 잡는 혈이 손과 다리에도 있다는 것을.

그러나 경험적으로 체험해보면, 허리 아플 때는 허리 근처에 있는 혈자리가 효과가 좋다. 나는 일주일에 2회 정도 어머니의 허리에 침을 쓴다. 그리고 어머니는 내 허리에 침을 쓴다. 허리 통증 다스리는 품앗이를 하는 거다.

벌써 몇 년째인지 모른다. 이런 생활을 오래 하다 보니 더 이상 허리가 심하게 아픈 적이 없었다. 비록 아팠던 허리지만 더 아프지 않게 서로 관리하기 때문이다. 심하게 아플 틈을 주지 않는 것이다.

어머니와 한집에 산다. 어머니는 허리가 아프면 걷는 자세가 이상하다. 통증이 심한 허리 때문에 어머니는 몸이 뒤틀리며 이상하게 걷거나 편하게 일어서질 못한다. 나는 바로 묻는다. 어제 뭐 하셨냐고. 봄이 왔다고 둑에 가서 나물을 캐오거나 시장에서 값이 싸다고 손질해야만 하는 물건을 엄청 사온 날이다. 일 끝나면 허리에 침을 놔달라고 말씀하신다.

침돌이가 묻는다.

- 신유혈은 어떻게 찾죠?

"가장 쉽게 찾는 방법이 허리 아플 때 등 두드리는 곳이 거의 신유혈 부근이야. 통증은 몸이 아프다는 것을 알려주는 신호거든. 허리가 아프다는 신호를 몸에 보내주면 무의식적으로 손등으로 허리를 두드리는 거지. 장골능(腸骨稜)과 야코비선을 알아야 돼."

- 그것이 뭔데요?

"장골(腸骨)은 엉덩이뼈 즉 골반뼈란다. 뒤쪽에 있는 장골의 능선이 장골능이고, 좌우 장골능끼리 마음의 눈으로 이은 선이 야코비선이란다. 야코비선은 요추(腰椎) 4번을 지나거든.
허리에 있는 혈자리를 찾을 때 야코비선은 중요한 기준선이 되는 거란다."

- 신유혈은 바로 그 옆인가요?

"아니야. 신유혈은 야코비선에서 요추 4번을 잡은 후 위쪽으로 두 개의 척추를 헤아려 만나는 뼈인 요추 2번 옆에 있어. 그곳에서 좌우로 1.5촌(寸-엄지손가락의 좌우넓이) 되는 근육 위가 신유(腎俞)혈이지."

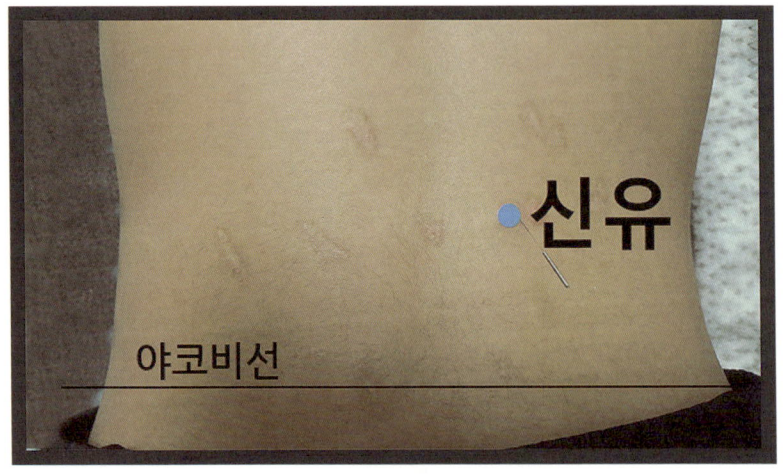

신유혈

– 어느 때 많이 쓰나요?

"허리통증에 필수적으로 쓰는 혈이란다. 만약 신유혈 옆에 밤톨만 한 덩어리가 만져지면, 몸의 기운인 양기(陽氣)가 많이 소모되었다고 했지. 오랫동안 과로한 경향으로 정력(精力)의 기운이 감퇴하면서 몸의 생명력이 고갈된 증후라고 판단을 해. 매일 할머니께 신유혈에 뜸을 떠 드리면서 침을 놓아 드리는 이유도 할머님의 양기를 회복시키려는 것이란다. 침을 놓을 때는 곧게 세워 약 1~2cm 정도 놓는다는구나."

허리는 몸의 중추(中樞) 기관이다. 몸의 지도리다. 허리는 출입문의 문짝과 기둥에 박아 놓은 문을 여닫게 하는 경첩 역할을 하는 곳이다.

인간은 매일 걷고 굽히면서 허리를 쓰다 보니 나이가 들어감에 허리가 늘 아픈 것은 당연하다고 생각한다. 늘 피곤한 허리를 풀어주는 방법으로 허리에 있는 신유(腎兪)혈자리와 친해지는 것을 권한다. 그동안 고생한 내 허리에 대한 선물이 신유혈자리다.

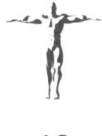

## 10

## 전신(全身)을 다스리는
## 합곡(合谷)혈

검지가 약지보다 짧으면 짧을수록 바람기가 많다는 연구조사 결과를 영국 인디펜던트지가 보도했다. 곧바로 나의 손가락을 확인해보았더니 불행인지 다행인지 검지와 약지의 손가락은 같았다.

경락(經絡) 길은 손가락, 발가락으로 연결되어 있다. 검지는 대장과 연결된 경락 길이기에 체했을 때, 손등 두 번째 손가락 근처에 있는 합곡혈을 자주 쓴다. 어렸을 때 체했다 싶으면 민간요법으로 어머니의 손가락 끝을 실로 동여맨 다음 바늘로 따거나 혹은 합곡혈을 강한 자극으로 눌러주었던 기억이 있다. 그러면 신기하게도 체기(滯氣)가 다스려졌다. 검지에 있는 합곡혈은 체했을 때 사용하는 관문(關門)이다.

관문(關門)은 무엇일까.

관문(關門)은 국경이나 요새를 드나들기 위해 설치되어 있는 길목이다. 대표적인 곳이 문경 조령 관문이다. 이곳은 영남 지방과 한양을 이어주던 중요한 교통로며 군사적 요충지다. 임진왜란 때 신립 장군이 이곳을 포기하고 충주 탄금대에 배수진을 치면서 왜군과 맞서 싸웠지만 패했다. 그 후 왜군의 한양 진입은 쉽게 이루어졌다.

우리 몸에도 관문이 있다. 뱃속에 있는 장부(臟腑) 이상을 확인하는 곳이며 급병으로 갑자기 아플 때 몸을 다스리는 혈자리다. 합곡혈은 손에 있는 관문이기 때문에 급체 시 이곳을 누르거나 침을 놓으면 효과를 얻는 것이다. 관문이 무너지면 큰 병으로 갈 수도 있지만, 관문을 잘 지키면 급병의 장부 침입을 막을 수도 있다.

나라의 관문이 국경이나 교통의 요충지로서 적의 침입이나 혹은 통행인을 경계를 하는 곳이라면, 몸의 관문인 합곡혈은 나쁜 사기(邪氣)의 침입을 막거나 경계하는 중요한 혈자리이다. 몸의 관문인 합곡혈만 잘 활용해도 질병의 예방이나 치유를 쉽게 할 수 있다.

몸에는 네 개의 관문에 해당하는 혈자리가 있다. 손에 두 개, 다리에 두 개가 있어 사관혈(四關穴)이라 부른다. 좌, 우로 손에 있는 혈자리가 합곡혈이다. 다리에 있는 관문은 앞서 말한 태충혈이다. 합곡혈은 호구(虎口)라는 별칭을 가지고 있다. 엄지와 검지를 크게 벌렸을 때 합곡혈 있는 곳이 마치 호랑이가 입을 벌린 듯한 모양이라 그렇게 불린다.

누구나 뱃속이 편하면 성격이 온순하고 너그럽지만, 뱃속이 편치 못하면 만사가 짜증스럽고 신경질적인 성격으로 바뀐다. 뱃속의 5장 6부는 단순히 몸의 영양분을 만들고 찌꺼기를 배출하는 기능적인 측면만 있는 것이 아니다. 뱃속의 이상 유무는 정신건강과도 밀접한 관계를 맺고 있다.

뱃속에서 도랑물 흐르는 물소리가 심한 사람에게는 합곡혈을 써보자.

침돌이가 합곡혈을 물어온다.

– 합곡혈은 어디에 있죠?

"손아귀의 손등 쪽에 있어. 손가락을 쫙 펴보면 엄지와 검지가 붙어 있는 조금 앞을 보면 쏙 들어간 곳이 합곡혈이란다. 엄지와 검지 갈라진 사이에 움푹 들어간 곳을 쉽게 느낄 수 있어."

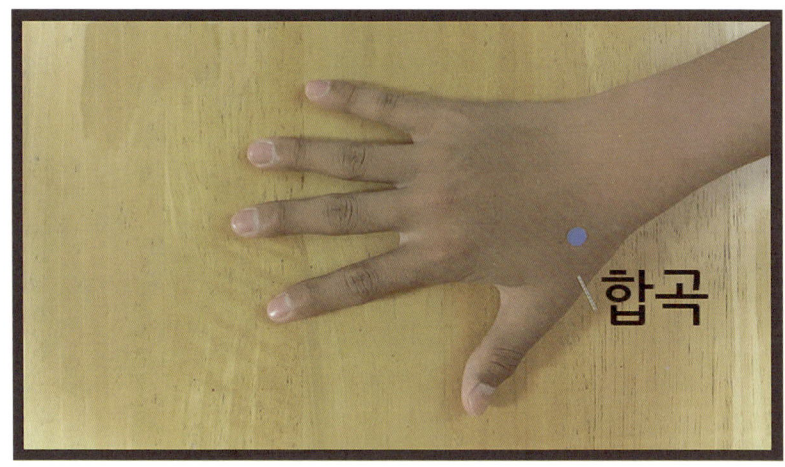

**합곡혈**

– 어느 때 쓰는 혈인가요?

"합곡혈은 대장 경락의 원혈(原穴)이기에 일반적인 대장 질환, 검지 통증, 손목 통증 등에 유용하게 쓸 수 있는 혈자리란다. 그리고 몸이 이상하다고 느낄 때 침을 놓으면 전신의 기운을 조정해주는 몸의 관문혈이지. 침을 놓을 때는 곧게 세워 약 1~2cm 정도 놓으면 되는 거야."

손은 늘 고생을 많이 한다. 쓰기 쉽고 말을 잘 들어 다른 것에 비해 시달림이 유독 더한 것 같아 안쓰럽기도 하다. 그럴 때일수록 손의 피로를 풀어주면서 더불어 체했거나 갑자기 발생한 급병이 몸에 깊이 들어오지 않도록 경계를 서주는 내 몸의 관문(關門)인 합곡(合谷)혈을 누르거나 침을 쓰면 여러모로 좋다.

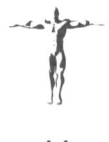

## 11

## 위쪽 손목 통증에 쓰는 태연(太淵)혈

골프 운동에 특별한 소질이 없는 나는 노력만이 살길이라는 신조를 가지고 강한 힘만이 멀리 공을 날릴 수 있을 거라 생각하여 손목에 힘을 주고 스윙을 한다. 간혹 뒤땅을 치기라도 하면 안쪽 손목 위는 여지없이 얼얼하다.

손목 통증은 어떤 혈로 다스릴 수 있을까?

손목은 안과 밖으로 나누어져 있다. 그중 엄지손가락 안쪽의 손목 통증은 태연(太淵)혈로 다스린다. 운동뿐 아니라 컴퓨터나 스마트폰 등의 키보드를 지나치게 많이 씀으로써 아픈 위쪽 손목터널증후군에도 태연혈은 유용한 혈자리다.

'클 태(太), 연못 연(淵)'의 뜻을 가진 태연(太淵)혈은 손목 및 손목 관절 주변의 통증과 함께 가슴이 답답하며 막힌 것과 같은 흉비역기(胸痺逆氣), 기침, 호흡기 질환 등에도 쓰인다. 태연혈은 폐와 관련이 있는 폐 경락의 원혈(原穴)이기 때문이다. 혈자리 위치가 손목 사이 뼈에 있기 때문에 침은 깊이 들어가지 않는다. 조금밖에 들어가지 않아 걸친다는 느낌으로 쓴다.

손목 안쪽 통증을 다스리는데 있어 태연(太淵)혈 하나로 효과를 볼 수도 있지만, 보다 빠른 효과를 보기 위해서는 다른 혈과 합동 작전을 펼쳐야 한다. 신문(神門)혈과 대릉(大陵)혈이 태연혈의 파트너들이다.

태연혈은 우리 몸의 12경락을 소통하는 맥(脈)의 물줄기가 모여 만나는 집합처로 맥회(脈會)혈이다. 무릇 경락 소통이 원활치 못해 막혀 생기는 열인 울열(鬱熱)로 야기되는 맥의 문제도 이곳에서 시원하게 풀 수 있다. 맥(脈)에 문제가 생겼다면 필연적으로 몸에 이상이 생긴 것이 아닐까 싶다. 열이 발생하면 일반적으로 맥은 빠르게 띠고 기운이 없으면 맥의 박동은 약하다.

나는 열이 있거나 기운이 없으면 혼자서 태연혈을 잡아 보기도 한다. 맥의 종류는 세밀하게 나누어 구분할 수도 있다. 그러나 나는 맥을 음양으로 구분하여 맥이 빨리 뛰는지 느리게 뛰는지 확인하는 방법으로 내 몸의 상태를 체크할 뿐이다.

폐 경락의 원혈인 태연은 폐와 관련된 병의 상태를 반영하기 때문에 손목 통증과 함께 일반적인 폐 질환도 다스릴 수 있는 혈자리다. 그래서 일반적인 폐 질환과 손목 통증이 있을 때는 손목에서 쉽게 찾아 쓸 수 있는 태연혈에 침을 놓아 대응하면 좋다.

태연은 왼쪽, 오른쪽 손목에 각각 하나씩 있다. 손목을 굽혀 손가락을 대고 굽히면 쏙 들어간 곳으로 맥이 뛰는 곳이기에 쉽게 찾을 수 있다. 가만히 살펴보면 손목의 주름살이 있는 곳으로 뼈와 뼈 사이다.

침돌이 태연혈을 물어본다.

- 태연혈은 어떻게 찾죠?

"손목 내측 위쪽으로 손목관절 안쪽에 손가락을 세워 손목을 구부리면 팔뼈와 손바닥뼈 사이로 쏙 들어간 뼈 틈을 느낄 수 있어. 그곳이 태연혈이지."

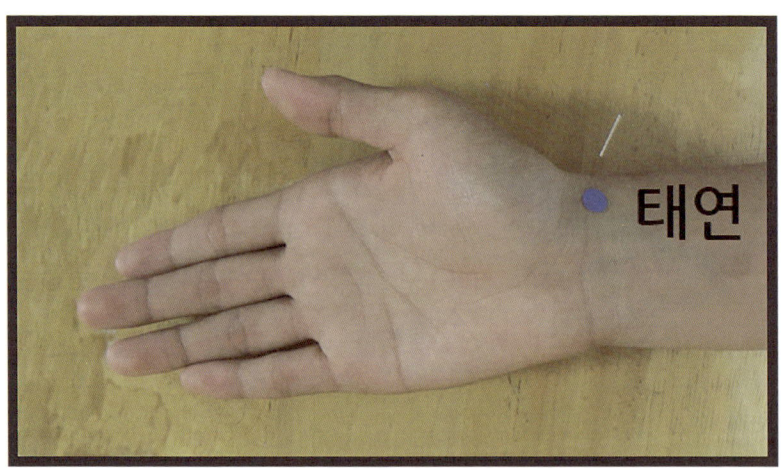

태연혈

–어느 때 쓰죠?

"앞서 말한 것처럼 위쪽 손목 통증과 엄지손가락 통증에 쓰면서 호흡기질환 전반에 걸쳐 쓰는 혈이란다. 침을 놓을 때는 곧게 세워 약 0.5~1cm 정도 놓지."

손목이 아파 손목을 써야 하는 운동을 할 수 없거나 손목터널증후군으로 컴퓨터 키보드 활용이 어려울 때는 손목 안쪽 태연혈과 친해야 한다. 처음에는 낯설겠지만 태연혈과 친할수록 얻는 것이 많을 거라 확신한다. 그런 것이 혈자리의 매력이다.

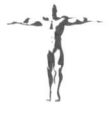

## 12

## 정신없을 때 쓰는
## 신문(神門)혈

내 경험한바 침술에 있어 단 하나의 혈자리로 아픈 부위를 완벽하게 치유한 경우는 그리 많지 않은 것 같다. 굵은 침을 선호하지 않고 가는 침을 사용해서 그런가 보다.

손목 통증이나 손목 신경통, 손목이 삐었을 때 신문(神門)혈을 쓴다. 손목 안쪽 통증 시 엄지손가락 쪽의 태연혈과 새끼손가락 쪽의 신문혈은 짝꿍이다. 태연혈과 신문혈을 비교하면 공통점과 차이점이 있다. 무엇이 공통점이고 무엇이 차이점일까.

공통점은 두 혈을 포함하는 경락이 모두 손목 안쪽으로 지나고 있어 손목안쪽 통증 시 사용할 수 있는 혈자리이다. 차이점은 손목 안쪽 통증 시 태연혈은 엄지손가락 쪽의 통증을, 신문혈은 새끼손가락 쪽 통증을 주로 방어하는 혈이다.
휴전선을 지킴에 있어 태연혈은 서부전선, 신문혈은 동부전선을 지킨다고 비유하면 과한 비유일까?

거시적인 관점과 미시적인 관점의 안목을 가지고 혈자리를 선택하면 침술은 빨리 늘 수 있다. 그것은 혈자리 선택의 단순함과 치유 효과의 기대감을 높이는 방법이기도 하다. 손목 통증 시 통증 부위를 좌우로 구분하여 주혈과 보조혈을 정하는 것은 손목 통증을 빨리 완화시킬 수 있는 방법이다.

신문혈은 심장 경락의 원혈(原穴)이다. 신문혈이 비록 손목에 있다 하더라도 심장과 관련된 질환은 이곳에서 다스릴 수 있다는 것이 경락의 관점이다. 동양의술에서 심장은 5장6부의 리더인 주재자(主宰者)로서 정신이 깃들어 있는 곳이라 말한다.

혈명도 '정신 신(神), 문 문(門)' 즉 신성한 정신이 왕래하는 문이며 정신이 안팎으로 드나드는 문이다.

만일 충격적인 일로 정신 의식이 맑지 못하는 증상에는 어디에 침을 써야 할 것인가?

바로 신문(神門)혈이다. 정신이 제대로 드나들 수 있게 신문혈을 자극하던가 침을 놓아 심장의 막힌 기운을 풀어주어 올바른 정신이 소통할 수 있게 정신의 대문을 활짝 열어주어야 한다.

사기(史記) 태사공자서에서 사마천은 사람이 살아 있음은 정신이 살아 있음이라 하면서 정신과 육신의 조화로운 운용의 중요성을 강조한다. 정신이 이상해지면 육신은 피폐해지고 마침내는 정신과 육신은 분리되며 죽는 것이기에 정신이야말로 사람의 근본이며 육신은 삶의 도구라고 말했다.

침돌이가 신문혈에 대해 물어온다.

- 신문혈은 어떻게 찾죠?

"손목 안쪽의 새끼손가락 쪽을 만져보면 건(腱)이 만져진다. 그 건 안쪽으로 손가락을 세워 손목을 구부리면 쏙 들어간 뼈 틈이 신문혈이지."

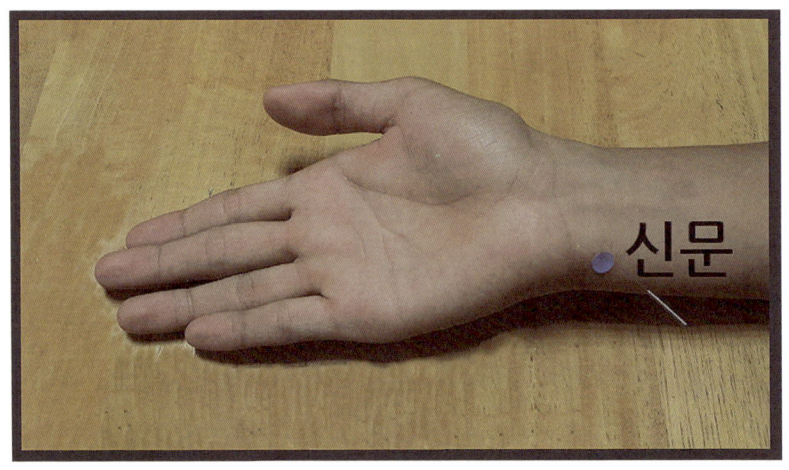

신문혈

- 어느 때 사용하나요?

"아래쪽 손목 통증이나 새끼손가락에 통증과 함께 이 혈은 심장의 원혈이기에 심장질환 전반과 정신적인 스트레스를 풀 때 쓰는 혈이지. 침을 놓을 때는 곧게 세워 약 0.5~1cm 정도 침을 놓으면 돼."

하나의 침(鍼)으로 정신적인 질환을 완벽하게 다스릴 수는 없다. 그러나 정신없는 세상을 살아가야 한다면 정신없는 세상 속에서 가끔은 정신을 차려야 살 수 있지 않을까?

정신적으로 힘들 때마다 한 발짝 뒤로 물러나 혼자만의 시간을 만들면서 심장 경락의 원혈인 신문혈을 누르거나 침을 써 보자. 심적인 안정감을 느낄 수 있으리라.

신문혈은 정신이 왕래하는 문이며 손목에 있다.

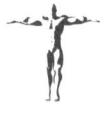

## 13

## 강원도의 태백산(太白山)과 태백(太白)혈

강의 때문에 강원도 태백은 한번 가봤다. 강의 겸 여행으로 기차를 타고 갔기에 산이 주는 운치를 제법 느꼈다. 기찻길이 산 중턱에 있어 위에서 내려다보는 자동차 길이 지금도 기억에 생생하다. 태백은 높은 산들이 많은 조만간 다시 한번 가보고 싶은 곳이다.

강원도 태백산에서는 신라시대부터 현재까지 하늘에 제사를 지내는 천제(天祭)가 행해져 내려오고 있다. 세계평화, 민족통일, 국태민안, 백성들의 농사가 잘되도록 비가 때맞춰 내려 풍요로운 수확을 희망하는 우순풍조(雨順風調)를 기원하며 해마다 10월이면 천제를 지금도 지내고 있다. 천제를 지내기 위해 술과 제물은 둥근 모양의 술잔과 같은 모양의 받침대에 담아 지낸다.

혹자는 태백혈자리 이름을 하늘에 제(祭)를 지낼 때 쓰는 둥근 잔 모양 받침대라고 말한다. 백(白)을 한자사전에서 찾아보면 '희다'의 뜻과 함께 술잔(盞) 의미도 있다. 태백의 혈자리 위치는 발의 큰 뼈 뒤에 있으며 술잔 모양과 같이 쏙 들어간 곳에 있다.

태백혈은 어디에 있을까.

엄지발가락의 안쪽 관절 부위에 있다. 발의 안쪽을 발목 쪽에서 엄지발가락 쪽으로 밀고 올라가면 엄지발가락 큰 관절 뒤 쏙 들어간 곳이 태백혈이다. 관절의 뼈 모양이 앞서 말한 술잔처럼 둥근 모양으로 이루어져 있고 태백혈은 큰 뼈 뒤 함처(陷處), 즉 쏙 들어간 곳에 있다.

태백혈은 발의 안쪽 적백육제(赤白肉際)에 위치해 있다. 적벽육제는 손발의 안쪽에 약간 흰빛을 띠는 피부와 빨간빛을 띠는 피부 경계 부위를 말한다. 태백혈은 엄지발가락의 크게 튀어나온 뼈 뒤 적백육제의 피부에 있는 혈자리이다.

엄지발가락 바깥쪽과 안쪽은 간 경락과 비장 경락이 지나는 경락 길이다. 중풍(中風)의 예방처로서 초기 중풍은 간경락의 대돈(大敦)혈과 비장경락의 태백혈을 사용한다.

중풍은 마음의 소화불량이다. 만사가 본인 원하는 바대로 순풍에 돛 달듯 순조롭게 풀려나가면 더할 나위 없지만, 그렇지 못할 경우 중풍을 맞기도 한다.

돈 버는 것이 사람에게 비위 맞추는 일이다. 다른 사람 비위 맞추는 일이 음식물 소화하듯 넉살 좋게 넘기는 것은 보통 일이 아니다. 모든 감정을 소화시킬 수 있는 엄청난 감정의 소화능력을 가지고 있으면 상관 없지만, 그렇지 못해 분노의 감정이 체한 채로 몸에 남아 있으면 중풍이 올 수도 있다.

마음의 소화불량인 중풍은 조짐이 있다. 그럴 때 엄지발가락의 내외 측으로 지나는 비장경락의 태백혈과 간경락의 대돈혈은 큰 힘을 발휘한다. 작은 혈이라고 무시하면 안 된다.

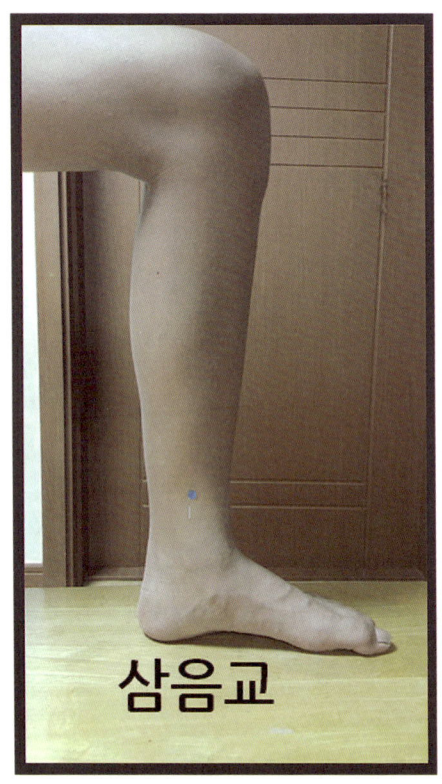

**삼음교혈**

비장경락의 태백혈은 소화기 전반의 질환, 엄지발가락 통증 및 전신의 권태감을 다스린다. 태백혈과 함께 비장경락의 삼음교(三陰交)혈도 꽤 멋진 혈자리이다.

삼음교 혈은 태백혈 뒤 안쪽 다리로 지나는 비장경락의 연장선상에 있다. 여자의 생리통과 관련된 하복통을 다스리는 간장, 비장, 신장 경락이 만나는 복합적인 혈자리이다.

침돌이가 태백혈에 대해 물

어온다.

─ 태백혈은 어떻게 찾죠?

"발의 안쪽을 발목 쪽에서 엄지 발끝을 향해 밀고 가면 큰 뼈가 불거진 곳에 걸리게 되는데, 이곳이 태백혈이란다. 엄지발가락의 안쪽 본관절 부위에 있는 거지."

─ 어느 때 사용하나요?

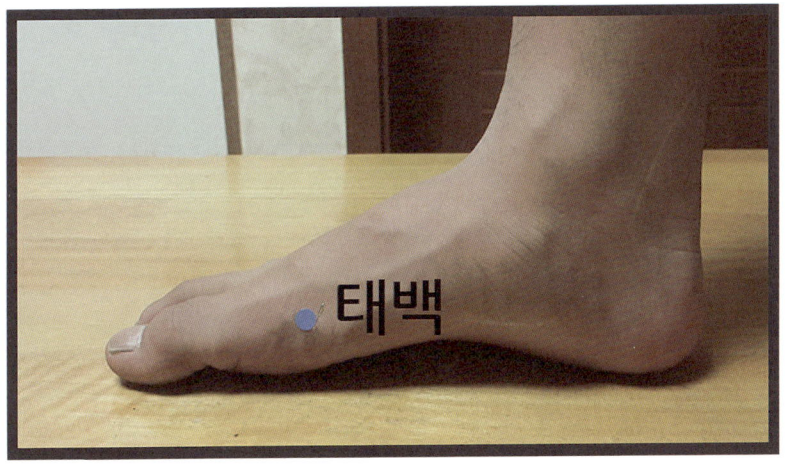

태백혈

"엄지발가락 통증, 비위는 소화와 관련이 있으니까 소화기 계통의 질환에 사용하는구나. 침을 놓을 때는 옆쪽에서 침을 세워 1cm 정도 놓으면 돼."

강원도 지명인 태백(太白)과 혈자리의 태백(太白)은 전혀 다른 뜻이 아니다. 강원도 태백은 큰 산이 있는 곳에 있으며 그곳 태백산(太白山)에서는 잔 모양의 받침대에 제수 물품을 담아 천제를 지내는 지명이다. 혈자리의 태백(太白)은 엄지발가락 큰 뼈 뒤의 있는 둥근 잔 모양처럼 생긴 곳에 있는 혈명이다.

혈명은 그냥 만들어지는 것이 아니다.

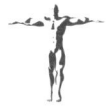

# 14

## 발등이 아플 때 쓰는
## 해계(解谿)혈

발등이 아플 때가 있다. 걷기에 불편하지는 않지만 꽤나 신경이 쓰인다. 이럴 때는 어떻게 대처해야 할까? 발등에는 뼈가 올라와 있다. 설마 뼈 위에 침을?
그리고 뼈에 침이 닿으면 아픈 통감(痛感)이 있을까?

대개 뼈 위에 침을 곧게 세워 놓지 않는다. 침이 들어가지 않기 때문이다. 머리 아플 때 많이 쓰는 혈자리는 두개골(頭蓋骨)에 많이 산재해있어 침을 눕혀서 놓아야만 소기의 목적을 달성할 수 있다.

뼈는 침을 놓기 위한 이정표 역할로선 제격이다. 집 지을 때 골조가 있듯이 손, 다리, 가슴에 있는 뼈는 몸의 골조이며 혈자리 찾는 이정표이다.

침이 뼈에 닿으면 엄청난 통증을 느낄까? 전혀 그렇지 않다. 더군다나 머리카락처럼 가는 내가 쓰는 0.18mm × 40mm의 가는 침은 통감(痛感)도 없다. 실제 엄청난 통감을 느끼는 곳은 손끝 발끝에 있다. 나는 웬

만해선 손끝 발끝에 침을 쓰지 않는다.

몸이 아픈 것도 힘든데 굳이 손끝 발끝의 통감 있는 혈을 골라 써야 할 필요가 있는지 반문해본다. 손끝 발끝에 있는 혈을 대신할 통감 없는 다른 곳의 혈을 대체해 쓰면 되기 때문이다.

충양(衝陽)혈은 약간 발등 위 중앙 부분에 있다. 둘째 발가락과 셋째 발가락 사이를 손가락 끝으로 밀고 올라가면 발등 위에 두 뼈가 합친 곳이다. 두 뼈의 합친 곳 앞쪽에 맥을 느끼는 곳이 충양혈자리이다.

일명 '충양맥(衝陽脈)'이다. 사람이 돌아가실 때는 기(氣)가 아래부터 빠진다고 한다. 충양맥이 뛰지 않으면 조만간 천수를 다할 것으로 판단한다. 충양혈은 혈자리 개념보다 맥의 개념으로 봐야 한다는 침 선생님 말씀도 있었다. 공감하는 부분이다.

이 혈은 위장 경락의 원혈(原穴)이기에 발등 통증뿐 아니라 위장 경락의 모든 문제를 풀 수 있는 혈이기도 하다. 위장이 맡은 바 일을 제대로 하지 못할 때 일어나는 증상인 식욕부진, 소화불량 등에 널리 쓰이며, 발을 삐끗하거나 삐었을 경우에는 치료처로도 쓰인다. 하지만 나는 충양혈이 뼈 위에 있는 혈인 관계로 다른 혈자리를 대신해 쓴다.

야구에 대타가 있듯이 혈자리에도 대타를 쓰는 것이다. 그 대타 혈은 충양혈 바로 위에 있는 해계(解谿)혈이다.

해계(解谿)혈의 주치성도 충양혈 못지않게 위장과 관련된 증상과 발등의 통증을 다스린다. 같은 위장 경락에 속해있기 때문에 소화 장애 등의 문제를 다스릴 수 있고, 충양혈 바로 위 발목에 있기 때문에 발목 통증만이 아닌 발등 통증도 풀 수 있다.

그러니 발등 통증이 있을 때 침을 놓기도 찾기도 어려운 충양혈을 고집할 것이 아니라 찾기도 쉽고 놓기도 편한 해계혈을 사용하는 것이다.

침돌이가 해계혈에 대해 물어본다.

– 해계혈은 어디에 있죠?

"발목 전면의 중앙부분에 있어. 발목을 올렸다 내렸다 할 때 손 발목 중앙에 큰 힘줄이 두 개가 나타나는데, 그 중앙 움푹 파인 곳이 해계혈이지."

– 어느 때 사용하나요?

"발목에 있으니까 발목 통증, 발목 삐었을 때 혹은 발

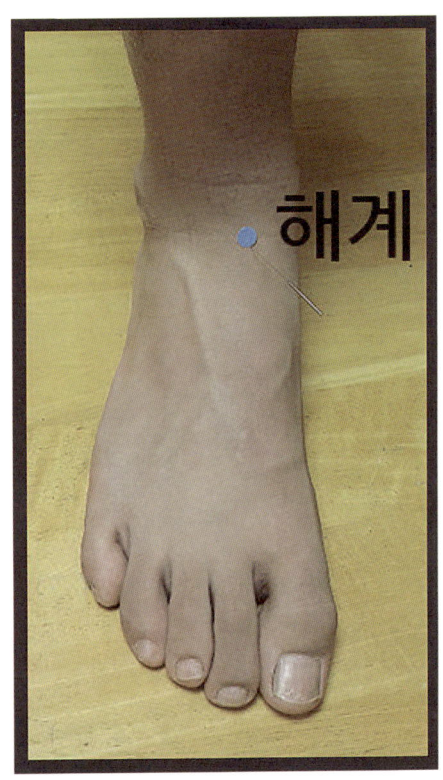

**해계혈**

등이 아플 때도 쓰는 혈자리야. 침을 놓을 때는 곧게 세워 약 1~2cm 정도 놓는단다."

해계혈은 뼈가 아닌 근육 사이에 있기 때문에 침놓기가 편하다. 발등 통증을 발목에서 풀 수 있는 것은 이웃사촌이기 때문이다. 발등과 발목은 멀리 떨어져 있는 곳이 아니기에 발등 통증을 발목에 있는 혈을 사용하는 혈자리의 인근(隣近) 주치성을 활용한 것이다. 멀리 있는 친척보다는 가까이에 있는 이웃사촌이 힘이 될 때가 더 많다는 것은 침술에서도 통용되는 바이다. 우리는 살아가면서 이웃사촌의 정을 많이 느끼지 않던가.

해계혈은 발등의 문제를 발목에서 풀어주는 충양혈의 이웃사촌이다. 뱃속 편하게 살기 위해서는 이웃사촌 복도 있어야 하지 않을까 싶다.

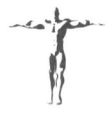

# 15

## 침객(鍼客)이
## 선객(禪客)을 만나다

25년 전 대학생 때, 친구 따라 강남 가듯이 과 친구들과 법주사에 가서 하룻밤을 잤던 기억이 있다. 얼마나 낯설었던지.
그러나 한 친구는 낯설어하지 않았다.

저녁 공양을 할 때 음식을 남기지 않도록 먹을 만큼만 담아야 하고, 마지막은 김치 한 조각으로 깔끔하게 정리해야 한다는 스님 말씀을 듣고 긴장했다.

만일 음식물이 잔반통에서 나오면 누구의 잘못이든 함께 식사한 사람들 모두에게 공평히 분배해 쭉 들이켜야 한다는 스님 말씀을 머릿속에 되새기면서 신경 바짝 쓰고 저녁을 먹었던 기억이 난다.

새벽 3시에 일어나 졸린 눈을 비비고 대웅전에 들어가 예불을 올렸다.
내겐 하나의 삶의 원칙이 아닌 삶의 요령이 있다.
모를 땐 눈치껏 옆 사람 행동을 보고 따라 하기다.

불경을 전혀 모르던 나는 경전을 외울 때 마음을 하심(下心) 하고 끝날 때까지 가만히 있었고, 경건한 예불의식은 마음까지 경건하게 만들어 참 좋았다.

예불이 끝나고 남은 소중한 새벽 시간을 그냥 흘려보내기 아까워 혼자 사찰 경내를 거닐었던 기억이 있다.

정유년 초에 운주산 고산사에서 사시예불을 올릴 기회가 있었다.

약 25년 만에 예불을 올렸지만, 이번에도 삶의 요령을 빌려 예불을 무사히 마칠 수 있었다.

예불 후 주지스님께 인사를 드렸다. 스님께서는 운주산 고산사 불교대학에서 법화경 강의를 한다고 말씀하셨다. 불경 강의를 들을 기회가 없었지만, 한번은 꼭 듣고 싶었던 차에 정유년 법화경 강의를 듣게 되었다.

주지 스님께서 지난가을 '선객'이란 책을 재출간하셨다기에 바로 구매해 읽었다.

근데 세상 참 좁았다. 스님 책에서 25년 전 법주사를 같이 갔던 친구의 선객에 대한 서평이 쓰여 있었다.

스님께서 글을 하나 써주셨다.

수처작주 부자일도
(隨處作主 父子一道)

어느 곳에 가든 어느 곳에 있든 마음 편한 나로서 침돌이와 침객(鍼客)으로 살아가련다.

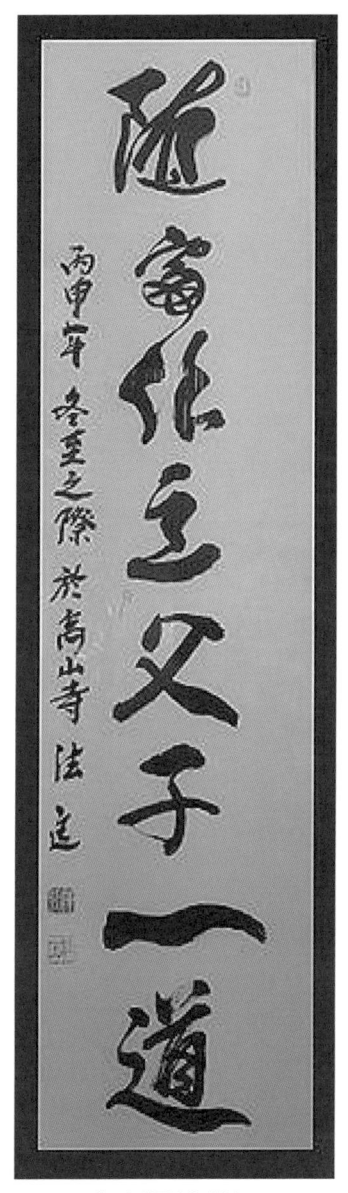

**수처작주 부자일도**

제3장

# 침(鍼) 이야기

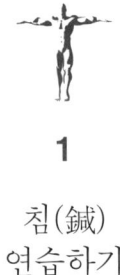

# 1
## 침(鍼)
## 연습하기

『생활통증을 다스리는 혈자리 이야기』에 있는 내용을 다시 실었다. 고민을 했다.

나의 책에 관심을 가지고 있는 분들은 건강에 관심 있고 생활통증을 자가침술로 다스리려는 하는 사람들이 대다수이다.
어찌 보면 일반인들이 가장 궁금해 하는 부분은 다양한 침술의 자침법(刺鍼法)이 아닌 쉽게 침을 놓는 요령, 침을 잘못 놓으면 정말 위험한 것인지, 또한 혈자리를 조금만 벗어나도 큰일 나는 것인지에 대한 의문들이다.

일에는 선후(先後)가 있다. 그들이 알고 싶어 하는 것은 혈자리의 쓰임새나 위치보다 침술에 대한 일반적인 궁금증을 해결해 주는 것이 선행되어야 할 사항이기에 『생활통증을 다스리는 혈자리 이야기』 책에 있던 내용을 다시 기재한다.

침돌이가 묻는다.

－아빠! 침을 배우기 위해서는 침을 바로 몸에다 놓나요?

"아니. 먼저 수건을 하나 꺼내서 롤케이크처럼 둥글게 말아. 그런 후 테이블 위에 올려놓지."

－수건을요? 왜죠?

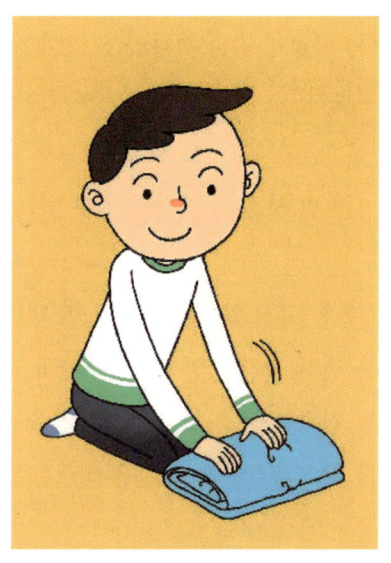

수건말기

"처음 침을 배우는 사람이 무슨 용기로 자기 다리나 몸에다 침을 찌를 수 있겠니? 대신 가는 침을 가지고 몸 대신 수건과 같은 대체용품에 연습하면 손기술은 금방 늘 수 있어. 아울러 침에 대한 생각도 바뀌게 되지. '별것 아니다'라고."

－정말 그렇게 될까요? 자세히 설명해주세요.

"그래. 침을 사면 플라스틱 관과 침이 함께 들어 있지. 플라스틱 관은 침놓을 때 쓰는 건데, '침관'이라 불러. 침이 워낙 가늘어 침관 없이는 침을 놓을 수가 없단

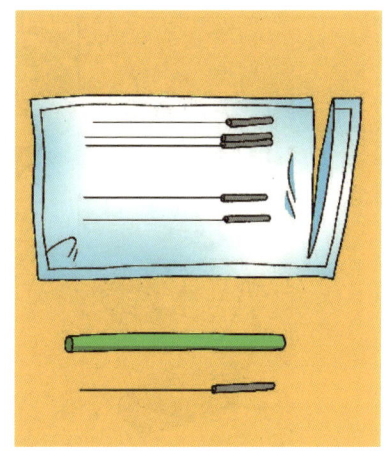

침과 침관

침(鍼) 연습하기   167

다. 이렇게 침관 하나와 침 10개가 들어있는 한 봉지를 침 '한 쌈'이라고 부르지."

- 한 번 사용 후 재활용할 수 있는 침인가요?

"아냐. 이건 일회용 침으로 한 번만 사용하는 멸균 침이란다. 사용할 때는 먼저 봉지를 연 다음, 침관과 침을 하나 꺼내는 거야. 그리고 왼손에는 침관을 들고 오른손으로 침을 하나 잡는단다. 장수가 왼손에는 칼집을 쥐고 오른손으로 칼을 빼내는 걸 생각하면 되겠지."

- 그 다음은요?

"칼은 칼집에 다시 꽂을 때는 칼끝부터 꽂지만, 침은 그와 반대로 침 손잡이를 침관에다 먼저 집어넣는다는 거야."

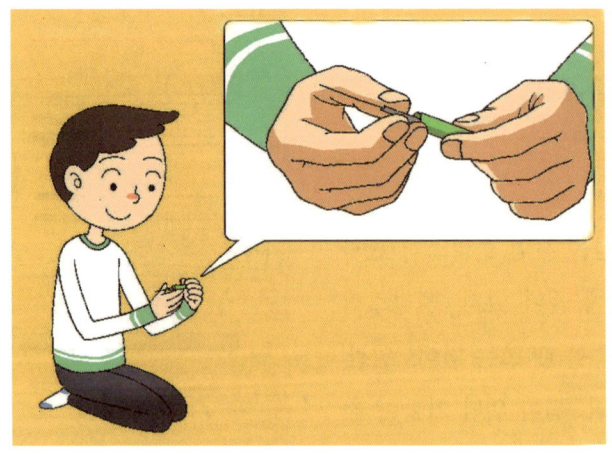

**침 손잡이를 침관에 넣는다**

- 왜요?

"침 끝을 침관에다 넣기보다 두꺼운 침 손잡이를 침관에 넣는 것이 더 쉽잖아. 그런 후 침관을 왼손바닥에다 세우면 침은 침관보다 약 0.5mm 정도 더 올라오게 되어 있어."

- 침관이 침보다 더 짧다는 말씀인가요?

"그렇지. 침관을 오른손으로 살짝 들게 되면, 침은 밑으로 빠지게 되는데, 이때 오른손 엄지와 검지로 침관을 잡고 살짝 들어주면 뾰족한 침 끝은 침관 속으로 쏙 들어가게 되지."

- 그런 다음에는요?

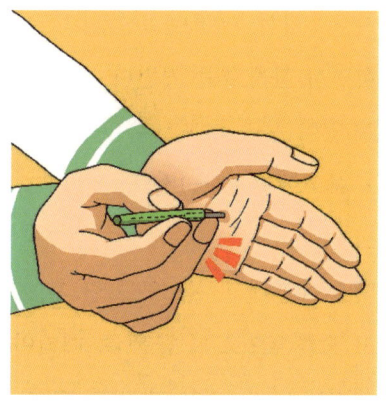

**침관을 엄지와 검지로 잡고 살짝 든다**

"오른손 중지로 나온 침 손잡이를 약한 힘으로 고정하면서 침관의 방향을 침놓을 곳으로 180도 뒤집어주면 침놓을 준비는 끝나는 거야."

- 수건 위에 침을 올려놓는 거군요?

"그렇지. 수건 위에다 침을 올려놓게 되면, 침관 위로 침 손잡이가 약 0.5mm 정도 나오게 되어 있어. 중요한 건 그다음이란다."

- 왜요?

"앞서도 얘기했다만, 사람은 자기 몸에 스스로 침을 놓겠다고 생각하면 우선은 긴장을 하게 되지. 그것을 없애는 가장 효과적인 방법은 '호흡'이란다. 즉 몸을 긴장시키지 말고 이완시키는 거야. 그래서 '에고에고~'라고 말하면서 침을 놓는 거란다."

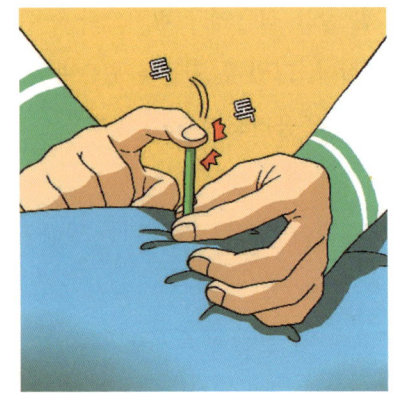

침을 톡 때린다

- '에고에고~'하면서요.

"응. '에고에고~'를 하고 난 후, 수건 위에 놓인 침관 밑을 왼손으로 잡고 오른손으로 침 끝을 톡 때리면 되는 거지. 절대 누르는 것이 아니라 때리는 거야. 침을 때린 후 오른손으로 침관을 빼면서 왼손으로 침 끝을 잡고 있게 되지."

- 그 다음은요?

"왼손으로 침을 고정시킨 후 오른손으로 침 머리를 잡고 침을 적당히 놓으면 되는 거야. 이때

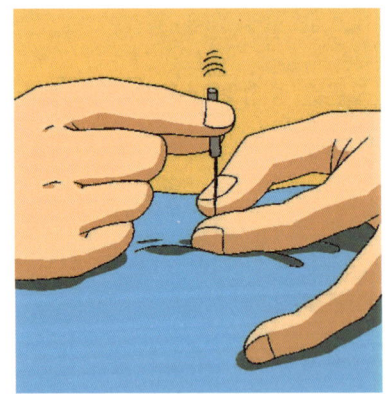

침을 놓는다

도 잊지 말아야 할 것이 '호흡'이란다. 비록 수건이지만 숨을 내쉬면서 손목 스냅을 이용해 한두 번에 걸쳐 약 1cm 정도 놓으면 되는 거지."

- 그럼 한 쌈에 열 개의 침이 들어 있으니까 나머지 아홉 개의 침도 그와 같은 방식으로 침 찌르는 연습을 하면 되는 건가요?

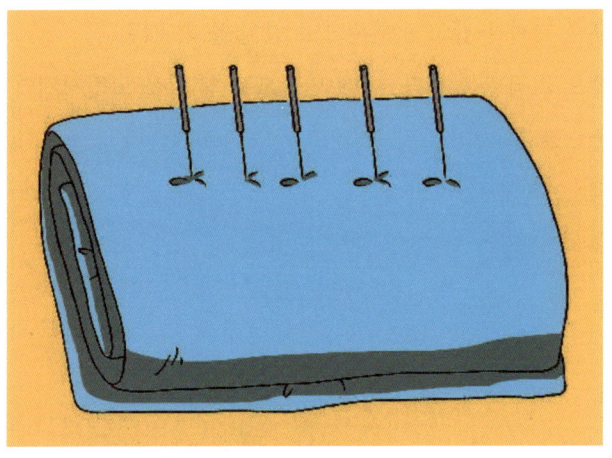

**침술은 연습하면 는다**

"물론이지. 열 개를 가지고 수건에다 침 찌르기를 계속하다 보면, 침에 대한 무서움을 떨쳐버리는 동시에, '가는 침은 별거 아니구나'라는 자신감이 생기게 돼. 그래서 침술은 손으로 하는 기술인 거야, 기술."

- 아~ 침술은 그래서 기술이군요. 정리하면 다음과 같은 거네요.

1. 침과 침관을 준비한다.

2. 수건을 둥글게 만다.

3. 침관을 왼손에 잡고 침 머리를 오른손에 잡은 후 침관에 넣는다.

4. 침관을 왼손바닥에 세운다. 이때 침 끝은 살짝 나온다.

5. 오른손 중지로 침 머리를 살짝 고정시킨다.

6. 왼손으로 침관 끝을 잡고 180도 돌린다.

7. 왼손으로 침관을 잡고 오른손으로 침 끝을 톡 때린다.

8. 오른손으로 침관을 뺀다. 이때 왼손으로 침 끝을 고정시킨다.

9. 오른손으로 침 머리를 잡고 적당히 약 1cm 찌른다.

10. 침놓는 연습을 많이 한다.

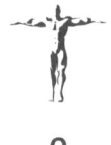

## 2
## 침은 위험하고 아픈 것일까?

- 아빠! 침을 놓을 때, 침은 위험하고 아프지 않나요?

"침에는 쓰임새에 따라 여러 종류가 있어. 굵은 침은 아프고 위험하겠지만, 가는 침은 위험하지도 아프지도 않아. 침에 대한 고정관념이 있어서 그런 거야."

- 전혀 아프지 않나요?

"굵기로 본다면 굵은 침은 아프고, 가는 침은 느낌도 없고 아프지 않다는구나."

- 옛날에 쓰던 침과는 다르다는 건가요?

"그럼. 옛날 침쟁이 할아버지들은 굵고 큰 침을 쓰셨기 때문에 맞는 사람이 두렵고 아픈 경우가 많았었지. 하지만 침 무서운 것보다는 자기 몸

아픈 것이 먼저니까 아무 소리 못 하고 침을 맞았던 거야."

- 요즘은요?

"요즘에는 금속 가공 기술이 원체 발전했어. 그래서 스테인리스로 가늘게 만들어진 침들이 다양하게 나온단다.
그중 굵기와 길이가 0.16mm×30mm, 0.18mm×40mm, 혹은 0.20mm×40mm 침들은 자침 시 통증이 거의 없어 아빠는 많이 쓰고 있단다.

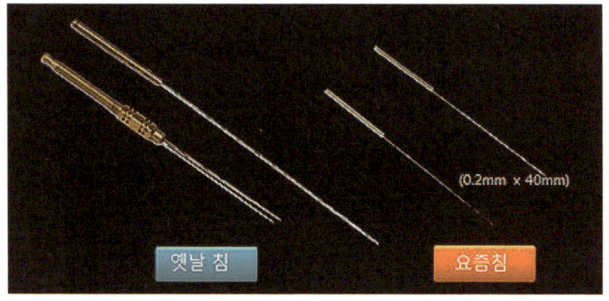

침의 비교

그리고 침이 아프고 위험할 것이라는 고정 관념은 굵기에 따라 다를 수도 있다는 것을 알면서 바뀌어지지. 또 침은 누군가에 의해서 맞는 것이라는 생각도 손과 다리의 생활통증이 있을 때 스스로 아픈 부위 근처 혈에다 자침하면서 자가침술도 가능하다는 것을 알게 된다는구나."

- 침에 대한 생각의 전환이 필요한 거군요.

"그렇지. 침이 위험하고 아플 것이라는 고정관념에서 침은 급한 병과 생활통증을 다스리는 유효한 도구라는 생각의 전환이 필요한 시점이지. 침술에 대한 문턱을 낮출 필요가 있어."

- 침은 놓을 때 어느 정도 깊이로 놓아야 할까요?

"통증 부위에 따라 다르지. 예를 들어 손목 통증을 다스리는 태연(太淵)이나 신문(神門)에 침을 놓을 때는 약 0.5mm 정도밖에 들어가지 않아. 깊이 넣을 수가 없는 거지. 하지만 무릎 통증에 쓰는 족삼리(足三里)나 허리통증에 쓰는 신유(腎俞)는 근육에 있는 혈이기 때문에 약 1~2cm 정도 놓을 수가 있어. 즉 부위에 따라 침놓는 깊이가 달라지는 거야. 하지만 아빠는 특정한 부위를 빼고 거의 1cm라고 말을 한다는구나."

- 아빠는 늘 말씀하시잖아요. 침술은 혈자리의 자극이라고.

"맞아. 침은 혈자리의 자극이기에 생활통증을 다스릴 때는 침 놓는 깊이에 너무 연연해 하기보다 통증 부위에 있는 혈을 찾아 자주 자침(刺鍼)하는 것이 우선이란다."

- 아픈 곳에 있는 혈자리의 자극. 그리고 굵은 침보다는 가는 침을 사용하는 것이 혈자리와 친해지는 지름길이군요.

"맞아. 그것이 지름길이지. 지름길."

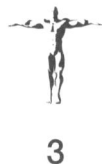

# 3

## 혈(穴) 자리에서
## 조금만 벗어나면 큰일이 날까?

- 혈자리는 아주 미세해서 조금만 벗어나면 큰일 난다고도 하던데, 정말인가요?

"아빠는 그렇게 생각하지 않는단다. 버스 탈 때 버스정류장 부스 안에 있어야만 버스를 탈 수 있는 걸까? 부스에서 1m 정도 떨어져 있는 사람은 버스를 탈 수 없을까?"

- 그거야 운전기사 아저씨 마음 아닐까요?

"그렇지. 운전기사분은 버스 정류장 근처에 모인 사람들 모두 버스를 타려고 모인 사람들이라고 생각하지. 한가한 시간대에는 승차하려는 사람이 적어 정류장 부스 안에 모두 들어설 수 있지만, 승차하려는 사람이 많이 모이는 러시아워에는 정류장 부스에서 벗어난 사람들은 굳이 말을 하지 않아도 기사분과 눈만 마주치면 버스를 탈 수가 있단다."

– 그 말씀은 곧 혈자리를 조금 벗어나서 침을 놓아도 괜찮다는 말씀인가요?

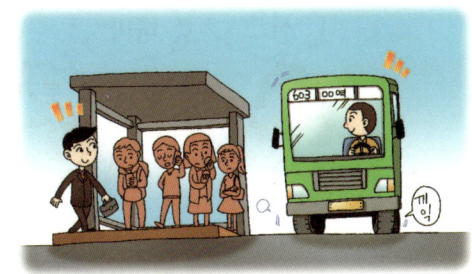

혈자리에서 조금 벗어나도 상관없다

"그래. 바로 그 말이란다. 골도법(骨圖法)에 의해서 혈자리의 위치는 정해져 있지만, 그 혈자리를 조금 벗어난다고 해서 큰일이 난다거나 하진 않는 거지. 그럼에도 불구하고 뭔 큰일이 날 것처럼 얘기를 하는 사람도 있는데 실제로 침을 놓아보면 그것은 아닌 것 같구나."

– 침을 맞다 보면, 어떤 때는 뻐근한 느낌이 오기도 하고 어떤 때는 아무 느낌도 없는데 왜 그런 거죠?

"사람들은 침에 익숙하지 않다 보니 아주 작은 느낌만 와도 큰일 나는 줄 알고 걱정하는데, 뻐근한 느낌을 '득기(得氣)'라 말한다는구나. 일반적으로 침을 맞았을 때는 산(酸)-시큰거리는 느낌, 마(痲)-저린 느낌, 창(脹)-붓는 느낌, 통(痛)-아픈 느낌이 일어날 수 있는데, 산마창통(酸痲脹痛)을 미리 알고 있으면 당황하지 않지. 다만 따갑다면 따가운 것은 참지 말고 바로 침을 뽑아야 한다."

– 왜죠?

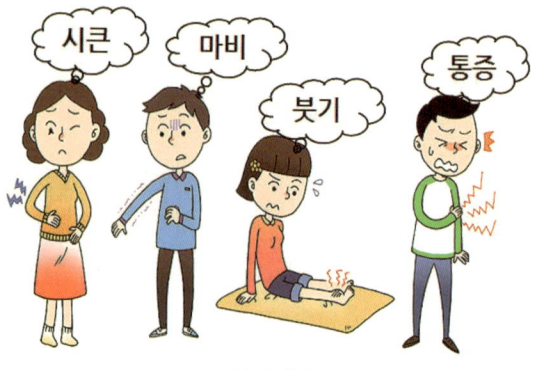

산마창통

"따가운 것과 뻐근한 느낌은 달라. 뻐근하면 막혔던 경락이 소통되는 거지만 따가운 것은 굳이 참을 필요가 없어. 그럴 때는 침을 뽑고 침놓았던 자리를 살살 문질러준 후, 그 옆에 다시 침을 놓으면 신기하게도 따가운 것은 가시게 되지. 간혹 그런 상황이 일어나면 당황하지 말고 대처하면 되는 거란다."

- 네, 알겠습니다.

혈(穴) 자리에 대한 팁(Tip) - 찾고 싶고 알고 싶은 혈자리 이미지는 구글을 참조하시기 바라며, 네이버에서 혈이름을 검색하면 한의약융합연구정보센터에서 제공하는 혈자리 취혈 동영상을 볼 수 있습니다.

『나의 이야기, 혈자리 이야기』
후기

지금 내 앞에는 두 권의 병상일지가 놓여있다.

〈2008년 12월 25일 목요일.
117.9cm, 18.1kg, To the victory, 陽陽, 謙謙, 謝謝.
삶의 고통을 승화하는 자기 긍정과 내일에 대한 강렬한 희망.〉

침돌이가 간암 투병을 하기 위해 입원한 첫날의 마음가짐과 아이의 그 당시 신장과 몸무게다.

'나의 이야기'는 그다지 하고 싶지 않은 침돌이의 간암 투병과정과 내 지난 이야기를 담고 있다. 자랑 같으면 크게 이야기할 수 있겠지만, 지나온 내 삶의 발자취는 부끄럽고, 숨기고 싶고, 감추고 싶은 날들이었다.

편치 못했다.

나로 인해 가슴 아파하신 부모님께 죄송스럽다. 누구나 평범하게 살면서 얻고 느끼는 행복을 부모님은 얻지 못하셨고, 행여 손자를 놓칠까 봐 걱정과 조바심으로 가슴 졸이는 삶을 사셨다.

침돌이가 투병할 때, 내가 신께 기도했던 것은 오직 이것이었다. 아들이 나보다 더 오래 살게 해달라는 것과 퇴원 후 내 손으로 아이 몸을 다스릴 수 있을 만큼 전통의술인 침·뜸(鍼灸)을 공부하겠다는 다짐이었다.

난 후회하지 않는다. 아이가 퇴원한 후 지금껏 내가 했던 모든 것과 지난(至難)했던 시간들을.

내 운명(運命)이라 여기었고, 받아들였으며, 고비마다 변화(變化)의 수(數)를 찾아 몸으로 뛰었고, 많은 현실의 장벽에 부딪치면서도 주저앉을 뻔 했지만 다시 일어섰다.

울지 않았다. 내 눈물은 아이가 병원으로 실려가는 앰뷸런스 안에서 다 쏟아냈기 때문에.

매사에 늘 감사한 마음으로 하루하루를 대한다. 모든 일은 순리(順理)대로 흘러간다는 것을 알고 있고, 순리에 역(逆)하는 조급한 마음과 부정적인 생각은 자신을 옭아맬 뿐이다. 시중(時中)을 기다려야 한다. 나는 이제 서두르지 않는다.

『나의 이야기, 혈자리 이야기』는 지난 10여 년 동안 내가 체험(體驗)하고 체득(體得)한 일부분의 침술 이야기다.

내가 침돌이 몸을 이렇게 다스렸다고 해서 모든 사람이 침돌이처럼 다스려질 수 있다는 허왕된 희망의 풍선을 띄우려 하는 것이 아니다.

모든 병은 침·뜸으로 고칠 수는 없지만 몸이 호전되는 것을 나는 알고 있다. 나는 고친다는 말을 좋아하지 않는다. 다스린다는 말을 좋아한다.

인간의 삶은 시작과 함께 마침으로 가는 여정이다. 그 과정에서 찾아오는 것이 병(病)이다.

나도 늘 아프다. 마음도 아프고 몸도 아프다. 다만 매일 혈자리 몇 개를 가지고 몸을 다스리며 살아간다. 부모님이 아프시면 혈자리 몇 개를 가지고 부모님 몸을 다스렸던 것이 내가 할 수 있는 효도(孝道)였고, 침돌이가 아프면 혈자리 몇 개를 가지고 아이 몸을 다스렸던 것이 내가 줄 수 있었던 사랑이었다.

요즘 난 바쁘다.
지난 10여 년 동안 경험하고 공부했던 혈자리 이야기들을 글과 강의를 통해 듣고 싶은 사람에게 전해주고 있다. 또한 침돌이에게도 직접 가르치고 있다.

견문각지(見聞覺知). 항암 이후 침돌이는 지난 10년 동안 침의 효과를 눈으로 보았고, 몸으로 깨달았다. 앞으로의 10년은 경락과 경혈을 다루는 침술(鍼術)에 대해 귀로 듣고 머리에 넣을 것이다.

모든 사람들이 침돌이처럼 침술(鍼術)을 배워야 할까? 그럴 필요는 없다. 다만 나에게 필요한 혈자리 몇 개를 배워 평생 잘 쓰기만 하면 되지 않겠는가?

『나의 이야기, 혈자리 이야기』는 10여 년 전 내게 동양철학인 주역(周易)과 동양의술인 침·뜸(鍼灸)를 가르쳐주신 선생님들로부터 얻은 불씨를 가지고 시작했다. 그분들이 주신 지혜의 불씨를 난 다만 잘 사용했고 꺼뜨리지 않았을 뿐이다.

주역(周易)의 도(道)는 이간(易簡)이다. 쉽고 간단하게 하는 것이다. 무엇을 쉽고 간단하게 하는 것인가?

고수(高手)는 솜씨나 실력이 우수한 사람이다. 고수는 뭐든 복잡한 것을 쉽고 단순화해 사용하는 사람이다.

침술(鍼術)의 고수(高手)는 모든 혈자리를 책속에서 꺼내 사용하는 사람이 아닌 필요한 몇 개의 혈자리를 자주 사용해서 내 것으로 사용할 줄 아는 사람이다.

생활통증에 필요한 혈자리 몇 개를 안 후, 잘 사용하면 누구나 침술(鍼術)의 고수(高手)가 될 수 있다.

내 몸에 있는 혈자리의 주인은 타인(他人)이 아닌 본인이며, 내 것을 내 마음대로 쓸 줄 알아야 한다.

묻고 싶다. 혈자리에 관심 있는 그대에게.

그대도 그대 몸에 있는 혈자리 사용의 고수(高手)가 되고 싶지 않은가?

참고문헌

최태섭, 『침구경혈학정전』, 사림원, 1982.
강화주, 『종합침구학』, 한성사, 1994.
안영기, 『경혈학총서』, 성보사, 1986.
천명일, 『신침입문』, 무량수, 2006.
이현교, 『고려침뜸연구원 교재』.
이경우, 『황제내경 소문』, 여강출판사, 2004.
이경우, 『황제내경 영추』, 여강출판사, 2003.
김석진, 『대산주역강의』 1·2·3, 한길사, 2007.
이응국, 『주역과 세상』, 문현, 2012.
최성진, 『소쿠리 뜸』, BMK, 2015.
최성진, 『생활통증을 다스리는 혈자리 이야기』, 좋은땅, 2017.